临床手术麻醉理论与实践

LINCHUANG SHOUSHU MAZUI LILUN YU SHIJIAN

蔺建国　等 主编

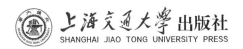

上海交通大学 出版社

SHANGHAI JIAO TONG UNIVERSITY PRESS

内容提要

　　《临床手术麻醉理论与实践》共12章，由编者参考近年来最新文献，结合自身多年的临床经验和临床成果编写而成。第一章介绍了麻醉药理；第二至十二章则详细地介绍了临床常见病手术的麻醉方法和注意事项。本书重视理论联系实际，内容全面专业，观点新颖，为能够清晰地表达部分章节加以图片解析，对麻醉医师专业水平的提升起到推进作用。本书适用于麻醉科、外科医疗工作人员，特别是麻醉科中青年医师参考使用。

图书在版编目（CIP）数据

　　临床手术麻醉理论与实践 / 蔺建国等主编. --上海：
上海交通大学出版社，2021
　　ISBN 978-7-313-25391-0

　　Ⅰ．①临… Ⅱ．①蔺… Ⅲ．①临床手术－麻醉学
Ⅳ．①R614

　　中国版本图书馆CIP数据核字（2021）第187306号

临床手术麻醉理论与实践
LINCHUANG SHOUSHU MAZUI LILUN YU SHIJIAN

主　　编：蔺建国 等
出版发行：上海交通大学出版社　　　　　　　地　　址：上海市番禺路951号
邮政编码：200030　　　　　　　　　　　　电　　话：021-64071208
印　　制：广东虎彩云印刷有限公司
开　　本：710mm×1000mm 1/16　　　　　经　　销：全国新华书店
字　　数：228千字　　　　　　　　　　　　印　　张：13
版　　次：2023年1月第1版　　　　　　　　插　　页：2
书　　号：ISBN 978-7-313-25391-0　　　　印　　次：2023年1月第1次印刷
定　　价：198.00元

编委会

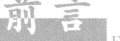

前言
FOREWORD

　　麻醉学是研究麻醉、镇痛和复苏的一门专业学科,运用有关麻醉的基础理论、临床知识和技术以消除患者手术疼痛,保证患者安全,为手术创造良好的条件。近年来,由于麻醉专业基础理论和技术的进步,检测设备和手段的日臻完善,麻醉人员素质的不断提高,使麻醉安全性有了更好的保证。

　　面对频繁更新的学术局面,麻醉医师需要熟练掌握整个围手术期的麻醉准备与麻醉治疗技术,严密监测手术麻醉时患者生理功能的变化,以调控和维持其机体内环境的稳态,为手术提供良好的条件,帮助患者安全度过手术。所以,如何保障围手术期安全、减少麻醉对患者造成的长期影响,并积极参与到促进患者术后恢复的临床实践中,是目前麻醉科医师面临的重要问题。为此,我们特编写了本书,以期帮助临床工作者提高麻醉理论水平和临床操作技术,增加其对麻醉新知识的了解,为临床麻醉提供有指导意义的科学依据。

　　《临床手术麻醉理论与实践》共 12 章,由编者参考近年来最新文献,结合自身多年的临床经验和临床成果编写而成。第一章介绍了麻醉学的药理基础;第二至十二章则详细地介绍了临床常见病手术的麻醉方法和注意事项。本书重视理论联系实际,内容全面专业,观点新颖,部分章节为能够清晰地表达并加以图片解析,对麻醉医师专业水平的提升起到推进作用。

　　本书适用于麻醉科、外科医疗工作人员,特别是麻醉科中青年医师参考使用。希望本书能帮助各位临床医师在工作中获得扎实的理论基础,提高麻醉、镇痛、复苏的专业水平,从而能够帮助患者减轻痛苦。

　　由于编者对于丰富的麻醉学内容的掌握难免有偏差,在书籍的布局、结构甚至内容上难免有不当之处,望广大读者批评指正,以期再版时能够加以修正。

《临床手术麻醉理论与实践》编委会

2021 年 6 月

目 录 CONTENTS

第一章

麻醉学的药理基础

第一节　麻醉药理基础

一、药动学

药动学是定量研究机体对药物处置(吸收、分布、代谢及排泄)动态变化规律的学科。大多数药物的治疗作用、作用时间、不良反应与药物的体内过程密切相关。通过对药动学的研究制订和调整出个体化的用药方案,从而保证药物治疗的安全性和有效性,对临床合理用药具有重要的实用价值。

(一)吸收

吸收是指药物自用药部位进入血液循环的过程。药物的吸收量与难易度对药物作用有决定性的影响。静脉内给药无吸收过程,而其他给药途径按吸收速度由快到慢排序为:吸入→舌下→直肠→肌内注射→皮下→口服→皮肤。

除直接注入血管外,一般都要经过生物膜的转运,多数情况下药物以被动转运方式被吸收,即药物从浓度高的一侧向浓度低的对侧扩散渗透,这主要受药物的极性、脂溶性、解离度及分子量等因素的影响。非解离型药物脂溶性高、极性小,容易穿透由脂质双层组成的细胞膜。

首过效应指药物在通过肠黏膜和肝脏时,因经过灭活代谢而进入体循环的药量减少。

血药浓度-时间曲线(图 1-1)是以时间为横坐标,血药浓度为纵坐标作出的曲线。曲线下面积(area under the curve,AUC)代表一次用药后的吸收总量,反映药物的吸收程度。临床工作中常用生物利用度(bioavailability,F)来说明药物吸收的程度或药物进入全身循环的量。血管外给药的生物利用度常根据

AUC 与静脉注射相同剂量的曲线下总面积之比来估算。

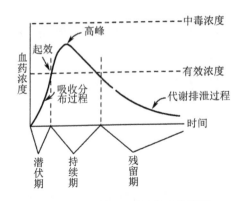

图 1-1　血药浓度-时间关系曲线图

$$F = AUC(口服)/AUC(静脉注射) \times 100\%$$

血药峰浓度又称峰值,指用药后所能达到的最高血药浓度。与药物的临床应用密切相关,当峰值达到有效浓度时才能显效,而高出药物的安全范围时又可显示毒性反应,因而用药时应严密监测血药浓度、调整药物剂量,以增强药物的疗效,预防毒副反应的发生。

(二)分布

分布是指药物通过血液循环向组织、器官的转运过程。药物在体内的分布与药物作用的强度、速度、持续时间及不良反应、组织的蓄积性等都有密切关系。

药物进入血液后不同程度地与血浆蛋白结合,酸性药物主要与清蛋白结合,碱性药物主要与 α-酸性糖蛋白或脂蛋白结合。这种结合是可逆的,呈动态平衡;活性暂时消失;不易穿透毛细血管壁、血-脑屏障及肾小球,限制其进一步转运;不影响主动转运过程(如肝细胞摄取或肾小管分泌);结合无特异性,但有饱和性、竞争性。药物与血浆蛋白结合的程度常以结合药物的浓度与总浓度比值表示,称为血浆蛋白结合率。对于血浆蛋白结合率高的药物,在药物结合达到饱和时,再增加给药量,血药浓度将会骤增。两种药物竞争血浆蛋白的同一结合部位可使蛋白结合率低的药物在血浆中的游离浓度显著增加,产生毒性反应。例如双香豆素类约99%与血浆蛋白结合,如同时合用保泰松就会使双香豆素与血浆蛋白结合减少,使非结合型药物浓度增高,抗凝作用加强,以致出血不止。

表观分布容积(apparent volume of distribution,V_d)即体内总药量与血药浓度的比值,反映药物分布的广泛程度或药物与组织成分的结合程度。它并非药物在体内分布的真实生理容积。利用 V_d 可以根据血浆浓度算出机体内药物总量,或者利用 V_d 算出要求达到某一血浆有效浓度所需的药物剂量。

影响药物在体内分布的主要因素有两种。第一种是药物的理化特性,如分子量、脂溶性、极性、pKa 等。第二种是组织器官的血流量,血流量大的器官分布快;相反,则分布慢。如脑的血流量为 70 mL/(min・100 g)组织,所以静脉注射硫喷妥钠后,大量药物首先进入脑组织发挥麻醉作用。脂肪血流量仅 1 mL/(min・100 g)组织,但体内脂肪组织比脑组织多 10 倍以上,摄取硫喷妥钠的能力也大,所以硫喷妥钠又逐渐自脑组织向脂肪转移并储存起来,这一过程称为再分布。此后脂肪组织释放的硫喷妥钠可出现血浆浓度的第二次高峰,可使患者长时间不能苏醒。

(三)代谢

代谢也可称为生物转化,药物作用的终止主要靠体内生物转化及最后的排泄。绝大多数药物经生物转化失去药理活性,同时水溶性和极性增加,有利于最终排出体外。机体中不少脏器和组织含有某些非特异酶系参与药物代谢,但以肝转化外源性化合物最为重要。

生物转化一般分为两个时相,即Ⅰ相和Ⅱ相。Ⅰ相反应包括氧化、还原或水解,主要由肝微粒体酶系(以细胞色素 P450 最重要)以及存在于细胞质、线粒体、血浆、肠道菌群中的非微粒体酶系催化。产物多数是灭活的代谢物,也有不少药物变为活性或毒性代谢物。Ⅱ相反应为结合反应,将Ⅰ相反应的代谢产物或药物原形与葡萄糖醛酸、乙酰基、甘氨酸、硫酸等结合,使药物极性和水溶性增加,药理活性减少或消失。由于代谢一般在肝脏进行,代谢过程中会产生化学活性较高的中间体,从而带来肝脏毒性。

药物的代谢主要经肝微粒体酶催化完成,此酶专一性低,活性有限,存在竞争性抑制现象。而且年龄的影响差异很大,如胎儿和新生儿此酶活性很低,对药物的敏感性比成人高,常规剂量就可能出现很强的毒性;老年人的药物代谢功能会降低。由于遗传因素的影响,不同种族对同一药物的代谢也存在极为显著的差异。另外,许多药物对此酶具有诱导或抑制作用,可改变药物作用的持续时间与强度。诱导剂如巴比妥类药物等,抑制剂如氯霉素等。

(四)排泄

排泄指药物作用彻底消除的过程,主要由肾、肺、胆道、乳腺、汗腺等排泄。其中肾是最重要的排泄器官,与肾小球滤过、肾小管分泌及肾小管重吸收密切相关。除了与血浆蛋白结合的药物外,游离型药物及药物的代谢物均通过肾小球滤过进入肾小管,那些极性高、水溶性大的药物能顺利通过肾小管而排泄。在近曲小管分泌的药物一般排泄较快,有主动转运弱酸性与弱碱性两个转运系统,前者如青霉素、丙磺舒等,后者如苯丙胺、奎宁等。因为转运能力有限,同类药物相互间有竞争抑制作用,如丙磺舒抑制青霉素排泄可延长并增强其药效。肾小管重吸收主要是简单扩散。脂溶性大的药物易被再吸收,排泄缓慢。尿液 pH 影响药物重吸收,碱化尿液使酸性药物在尿中离子化,酸化尿液使碱性药物在尿中离子化,阻止药物重吸收。

肝肠循环指随胆汁到达小肠的结合型药物在肠中经水解后再吸收,可使药物作用时间明显延长。胆道引流患者需要进行肝肠循环的药物的作用时间将明显缩短。

消除半衰期(elimination half-lifetime,$t_{1/2}$)代表血药浓度降低一半所需要的时间。绝大多数药物是按一级动力学规律消除,因此其 $t_{1/2}$ 有固定的数值,不因血浆浓度高低而改变。肝肾功能降低时常伴有消除速率下降,药物可能在体内蓄积。

清除率(clearance,CL)指单位时间内机体能将多少体积血浆中的药物全部消除,等于 V_d 与消除速率常数(k)的乘积,单位为 mL/min,代表机体消除药物的能力。

(五)房室模型

药物在体内吸收、分布、代谢及排泄都是随时间推移而变化的动态过程。为了定量地分析药物的体内过程,通常用房室模型模拟人体,根据药物在体内的转运速率不同将人体分为若干房室,房室的划分与解剖位置或生理功能无关,只要体内某些部位的转运速率相同,均可归为一个房室。一室模型是最简单的房室模型,给药后药物瞬时分布到全身,使药物在血液和各组织器官达到动态平衡。二室模型给药后药物不是立即均匀分布,而是分为药物分布速率较大的中央室和分布速率较小的周边室。中央室包括血液、细胞外液以及心、肝、肾、脑、腺体等血液供应充沛的组织,周边室代表肌肉、皮肤、脂肪等血流供应较少的组织。二室模型比一室模型更符合大多数药物的体内情况。药物在体内转运过程非常复杂,仅用一室或二室模型还不能满意地说明药物的体内过程,还需用三(多)室模型模拟。目前在临床药动学研究中最常采用的是线性乳突房室模型分析。

(六)速率过程

速率过程又称动力学过程,通常按药物转运速度与药量或浓度之间的关系将药物在体内的转运过程分为一级、零级两个动力学过程。

1.一级动力学过程

大多数药物的吸收、分布和消除都是以被动扩散的方式转运,任一时刻体内药量的消除速率与体内当时的药量成正比。消除速率与血药浓度有关,属定比消除;有固定半衰期;如浓度用对数表示则时量曲线为直线。

2.零级动力学过程

药物的消除速率在任何时间都恒定,与药物浓度无关;属主动转运,可饱和限速;在临床常用药物中,苯妥英钠、阿司匹林、双香豆素及丙磺舒的代谢过程属零级动力学过程。

二、药效学

药效学是研究药物对机体作用动态变化规律的科学。内容包括药物的基本作用、不良反应、作用机制和影响药物作用的因素等。

(一)药物的基本作用

药物作用指药物对机体所产生的初始作用。药物效应指药物引起机体功能上或形态上的改变。如肾上腺素激动心脏 β_1 受体是药物的作用,引起心肌收缩力增强,心率增快是药物的效应。在临床工作中,药物作用与药物效应两者常互相通用。

药物作用具有两重性。药物引起的符合用药目的、达到防治疾病效果的作用称为治疗作用。凡不符合用药目的并给患者带来不适或痛苦的反应称为不良反应。不良反应可分为以下几种。

(1)不良反应指正常治疗量下出现的与治疗无关的作用。如阿托品在解痉时,因抑制唾液腺分泌引起的口干。

(2)毒性反应指用药量过大或过久对机体功能、形态产生的损害。一般比较严重,应该避免。可分为急性毒性和慢性毒性。三致反应(致癌、致畸、致突变)属于慢性毒性范畴。

(3)变态反应指药物产生的病理性免疫反应,又称过敏反应。

(4)后遗效应指停药后血药浓度已降至阈浓度以下时残存的药理效应。

(5)停药反应指突然停药后原有的疾病加剧,也称反跳。如长期服用糖皮质激素突然停药导致原有疾病加重。

(6)特异质反应指少数特异体质患者对某些药物产生的特殊反应。如遗传性葡萄糖-6-磷酸脱氢酶缺乏者服用磺胺后可致溶血。

(二)药物的作用机制

药物的作用机制是指研究药物如何与机体细胞结合而发挥作用,即药理效应是如何产生。一个药物可以有多种机制,包括非特异性和特异性作用机制。

1.非特异性作用机制

药物的非特异性作用机制与药物的理化性质有关,主要包括:①渗透压作用,如甘露醇的脱水作用。②脂溶性作用,如全身麻醉药对中枢神经系统的麻醉作用。③影响 pH,如抗酸药中和胃酸。④螯合作用,如二巯基丙醇螯合汞、砷等重金属离子而解毒。

2.特异性作用机制

药物的特异性作用机制与药物的化学结构有关,主要包括以下几点。

(1)对酶的影响:多数药物能抑制酶的活性,如新斯的明竞争性抑制胆碱酯酶;而有些药本身就是酶,如胃蛋白酶。

(2)参与或干扰细胞代谢:如氟尿嘧啶掺入癌细胞 DNA 及 RNA 中干扰蛋白合成而发挥抗癌作用。

(3)影响核酸代谢:许多抗生素(包括喹诺酮类)作用于细菌核酸代谢而发挥抑菌或杀菌效应。

(4)影响生物膜的功能:如抗心律失常药通过影响 Na^+、Ca^{2+} 或 K^+ 的跨膜转运而发挥作用。

(5)影响体内活性物质:乙酰水杨酸通过抑制前列腺素合成而发挥作用。

(6)影响递质释放或激素分泌:如麻黄碱促进神经末梢释放去甲肾上腺素。

(7)影响生理物质转运:在体内主动转运需要载体参与,干扰这一环节可产生药理效应。

(8)影响免疫机制:除免疫血清及疫苗外,免疫增强药及免疫抑制药通过影响免疫机制发挥疗效。

(9)影响受体功能:很多药物作用是直接或间接通过受体而产生的。

(三)药物作用的构效、时效和量效关系

1.构效关系

药物的化学结构与其效应的关系称为构效关系。药物作用的特异性取决于药物的化学结构,包括基本骨架、活性基团、侧链长短及立体构形等因素。这些构效关系是药物化学研究的主要问题,有助于加强医师对药物作用的理解。

2.时效关系

药物效应与时间的关系称为时效关系。从给药到开始出现效应的一段时间

称为潜伏期,反映了药物的吸收、分布过程和起效的快慢。静脉注射时无吸收过程但可能有潜伏期。根据潜伏期可将药物分成(超)速效药、中效药、慢效药。

从开始起效到效应消失称为持续期,反映药物作用维持时间的长短。根据持续期可将药物分为(超)短效药、中效药、长效药。

3.量效关系

药物剂量与其效应的关系称为量效关系。在一定剂量范围内,随药物剂量的增减,药物的效应也相应增减。但当剂量增大到一定限度,效应可不再增强甚至减弱,不良反应加重,因此,不能为提高疗效而任意加大剂量。

4.最大效应(E_{max})或效能

药物产生最大药理效应的能力称为最大效应(E_{max})或效能。药物产生一定效应所需的剂量称为效价强度,其值越小则效价强度越大。药物产生最小效应的剂量称为最小有效量或阈剂量。最大治疗量称为极量,临床用药不应超过极量。治疗量指药物的常用量,介于最小有效量和极量之间。引起中毒的最小药物剂量称为最小中毒量。引起动物死亡的药物剂量称为致死量。引起半数试验动物出现阳性反应的药物剂量称为半数有效量(ED_{50})。引起半数试验动物死亡的药物剂量称为半数致死量(LD_{50})。二者常用于药物安全性和有效性的评价。治疗指数(therapeutic index, TI)=LD_{50}/ED_{50}。其值越大,药物相对越安全,但并不完全可靠,当药物的药效和毒性的量效曲线的首尾有重叠时,ED_{95}可能$>LD_5$,即在没能获得充分疗效的剂量时可能已有少数患者中毒,此时应以ED_{95}和LD_5之间的范围表示安全范围,其值越大越安全。

第二节 静脉麻醉药

经静脉注射进入血液循环,作用于中枢神经系统而产生全身麻醉作用的药物,称为静脉麻醉药。其优点为起效快,对呼吸道无刺激,无燃烧爆炸危险,无环境污染,使用时无需特殊设备。但是,静脉麻醉药个体差异较大,可控性差,多无镇痛及肌松作用,难以单独维持麻醉。根据化学结构可分为巴比妥类和非巴比妥类两大类。

理想的静脉麻醉药应具备的条件是:①作用快、强、短,诱导平稳;代谢不依赖肝、肾功能,代谢产物无药理作用,苏醒迅速,麻醉深度易于调控。②对重要生理功能及保护性反射干扰较小。③应具备镇痛及肌松作用。④在体内无蓄积,可重复用药。⑤安全范围大,毒性低,不良反应少而轻。⑥药物稳定,可长期保存;与其他药物无相互作用,且对注射部位无损害。⑦有特异性拮抗药。目前,尚无一种药物可同时满足以上要求。

一、巴比妥类静脉麻醉药

(一)硫喷妥钠

超短效静脉麻醉药。增强脑内抑制性递质 γ-氨基丁酸(GABA)的抑制作用,从而影响突触的传导,抑制网状结构的上行激活系统。

1.理化性质

淡黄色粉末,溶于水,熔点为 157～165 ℃。常用浓度为 2.5％,其水溶液呈强碱性,pH 为 10～11,与酸性药物不能相混。水溶液不稳定,在室温下可保存 24 小时,容易析出结晶。

2.体内过程

脂溶性高,静脉注射后可迅速到达脑组织,并迅速在体内再分布,80％与血浆蛋白结合,大量蓄积于肌肉和脂肪,并可再向脑内分布而使苏醒延迟。绝大部分经肝脏代谢、转化降解,但速度很慢,仅极少量(1％～2％)以原形随尿排出,消除半衰期为 10～12 小时。

3.药理作用

作用迅速、短暂,静脉注射后 15～30 秒内可使患者意识消失,约 1 分钟内达最大效应,作用时间 15～20 分钟。无镇痛作用,浅麻醉时痛觉反而敏感。脑电图的变化类似自然睡眠,可降低脑血流量、颅内压和脑氧耗量,对脑细胞有一定的保护作用。通过抑制延髓血管活动中枢和降低。

(二)美索比妥

超短效静脉麻醉药,作用机制与硫喷妥钠大致相同。

1.理化性质

黄白色粉末,微溶于水,1％的水溶液 pH＞10,呈强碱性。

2.体内过程

静脉注射后很快在脑内达到有效浓度,作用时间是硫喷妥钠的一半,恢复迅速。主要经肝脏代谢,代谢产物从尿中排出,消除半衰期是 1.5～4 小时。

3.药理作用

药理作用与硫喷妥钠大致相同,麻醉效价为硫喷妥钠的 2.5～3 倍,起效更快,循环抑制较轻,低血压少见。不增加迷走神经张力,很少引起喉痉挛和支气管痉挛。但肌震颤、咳嗽、呃逆等不良反应发生率高于硫喷妥钠,麻醉前使用阿片类药物可减少其发生率。目前国内基本不用。配制成 1% 的溶液,诱导剂量为 1～1.5 mg/kg,4～7 分钟可酌情追加半量。有癫痫史或哮喘发作者禁用。

二、非巴比妥类静脉麻醉药

(一)依托咪酯

短效催眠药,作用机制尚不肯定,可能是作用于中枢神经系统中 GABA 受体,增强其抑制性作用,产生镇静、催眠作用。

1.理化性质

白色结晶粉末,易溶于水,水溶液不稳定,24 小时即分解,熔点 116～118 ℃。仅右旋体有催眠和麻醉作用。注射剂是以该药 20 mg 先溶于 3.5 mL 丙二醇中,然后用磷酸盐缓冲剂稀释至 10 mL,pH 为 6～8.1,可储存两年。目前该药已有脂溶性新剂型,可减少注射疼痛。

2.体内过程

静脉注射后约有 76% 与血浆蛋白结合,很快进入脑及其他血运丰富的组织并迅速代谢。该药主要在肝内降解,代谢产物无药理活性,85% 代谢产物经肾脏排泄,13% 经胆汁排泄,2% 以原形从尿中排出,消除半衰期为 2～5 小时。

3.药理作用

起效快,静脉注射后约 30 秒患者意识即可消失,无镇痛作用,麻醉效价是硫喷妥钠的 12 倍。苏醒迅速、完全、平稳,常用临床剂量 7～14 分钟内可自然苏醒。降低脑血流量、脑耗氧量和脑代谢率,对缺氧性脑损害可能有一定保护作用。对呼吸的抑制明显轻于硫喷妥钠,但用量大或与麻醉性镇痛药伍用时,可明显抑制呼吸,并可引起一过性呼吸暂停。突出的优点是对心功能无明显影响,除外周血管稍有扩张外,对心率、血压及心排血量的影响很小,不增加心肌氧耗量,并有轻度冠状动脉扩张作用,适用于冠心病、心功能较差及年老体弱者的麻醉。此药可以快速降低眼内压,反复用药或持续静脉滴注后可抑制肾上腺皮质功能,不释放组胺,无变态反应,对肝肾功能无明显影响。

4.临床应用

主要用于全麻诱导,起效快、作用强,清醒迅速而完全,优于硫喷妥钠。成人常用剂量为 0.1～0.4 mg/kg。

5.不良反应

(1)抑制肾上腺皮质功能,肾上腺皮质功能低下者应慎用。

(2)肌肉僵直或阵挛,先给予阿片类和(或)苯二氮䓬类药物可减轻症状,肌松药可预防发作。

(3)对静脉有刺激性,注射痛、血栓性静脉炎随着脂肪乳剂的出现明显减轻。

(4)恶心、呕吐。

(二)氯胺酮

短效静脉麻醉药。临床所用的氯胺酮是右旋与左旋氯胺酮两对应异构体的消旋体,右旋氯胺酮的麻醉效价是左旋氯胺酮的 4 倍。其主要作用机制是阻断 N-甲基-D-天冬氨酸(NMDA)受体,选择性阻滞脊髓网状结构束对痛觉信号的传入,阻断疼痛向丘脑和皮质区的传播,产生镇痛作用。同时还可激活边缘系统。

1.理化性质

白色结晶粉末,易溶于水,水溶液稳定,无色透明,pH 为 3.5～5.5,不溶于乙醚及苯,熔点为 259～263 ℃。

2.体内过程

脂溶性高,血浆蛋白结合率低,进入循环后迅速分布到脑及血运丰富的组织,主要经肝微粒体酶转化为去甲氯胺酮(麻醉效价相当于氯胺酮的 1/5～1/3,消除半衰期长),最后与葡萄糖醛酸结合成为无药理活性的代谢产物从尿中排出,消除半衰期为 1～2 小时。

3.药理作用

氯胺酮是唯一具有确切镇痛作用的静脉麻醉药。起效快,静脉注射后 30 秒内发挥作用,约 1 分钟达最大效应,持续 10～15 分钟,完全苏醒需 0.5～1 小时。虽然脊髓网状结构束的上行传导受阻,但脊髓丘脑束的传导并未完全停止,表现为情感淡漠,对躯体的刺激不能定位,体表镇痛明显,内脏镇痛差,不抑制牵拉反射。丘脑与新皮层之间通路阻断,但丘脑和边缘系统的活动并未减低,表现为眼似乎睁开,眼球震颤,角膜反射、对光反射依然存在,遇到强刺激时肌张力增高,似乎还会做有意识的动作,但已无痛觉,这就是通常称为的"分离麻醉"状态。尚不能肯定是否增强了 GABA 的作用,并作用于吗啡受体。可增加脑血流、颅内压及脑代谢率。对缺血、缺氧后神经损伤有保护作用。可兴奋交感神经中枢,使内源性儿茶酚胺释放增加,使心率增快、血压及肺动脉压升高;但对心肌有直接抑制作用,对危重患者及交感神经活性减弱者呈现明显的循环抑制作用,表现为血压降低和心排血量降低。对呼吸的影响较轻,但用量过大或与麻醉性镇痛药伍用时,可引起明显的呼吸抑制,甚至呼吸暂停。另外,对婴儿和老年人的呼吸抑制作用更为明显,应特别警惕。对支气管平滑肌有松弛作用,可使唾液和支气管分泌物增加,喉头分泌物的刺激可能诱发喉痉挛。咳嗽、呃逆在小儿较成人多见。可使眼内压轻度增高,增强妊娠子宫张力,对肝肾功能无明显影响。由于兴奋边缘系统,可导致苏醒期患者出现精神运动性反应。

4.临床应用

用于小儿的基础麻醉、全麻诱导及维持,适用于无需肌肉松弛的短小手术。麻醉诱导为 1~2 mg/kg 静脉注射。作为神经阻滞麻醉辅助镇痛药时,单次剂量为 0.2~0.5 mg/kg。小儿基础麻醉时,肌内注射 4~8 mg/kg 可维持麻醉 25 分钟左右。使用中应注意个体差异对药效的影响。氯胺酮麻醉前应使用阿托品及苯二氮䓬类药物。禁用于高血压、肺心病、肺动脉高压、心功能不全、眼压过高、颅内压过高、精神病及甲状腺功能亢进等患者。

5.不良反应

(1)一般表现为血压升高及心率增加,但危重患者可出现低血压、心动过缓、甚至心跳停止。

(2)给药速度过快或剂量较大时可明显抑制呼吸。

(3)苏醒期可出现幻觉、恶梦及精神症状,青壮年多见;个别患者出现复视、视物变形,甚至一过性失明。可给予苯二氮䓬类药物缓解症状。

(4)用药后肌张力增高,增高颅内压及眼内压。偶有恶心、呕吐、呃逆、误吸及喉痉挛发生。注射部位疼痛及皮肤痒疹时有发生。

(5)反复用药会出现快速耐药性。

(三)羟丁酸钠

GABA 的中间代谢产物,为饱和脂肪酸的钠盐。作用机制尚不完全清楚,可能模拟 GABA 的作用产生催眠作用。

1.理化性质

白色微细结晶,易溶于水,水溶液稳定,无色透明。临床所用水溶液浓度为 25%,pH 为 8.5~9.5,可储存一年不混浊。

2.体内过程

起效较慢,静脉注射后 15 分钟血药浓度达峰值。最初 60 分钟血药浓度迅速下降,随后下降缓慢,维持低浓度 2~3 小时或更长。代谢途径与脂肪酸类似,主要在体内进行氨基转换,进入三羧酸循环,降解成 CO_2 和水经肺和肾排出,并产生能量。

3.药理作用

直接抑制中枢神经而引起近似生理性睡眠,遗忘明显,催眠效应与血药浓度成正相关。有时出现肌肉颤搐、不随意运动等锥体外系症状。不影响脑血流量,不增加颅内压。无明显镇痛、肌松作用,但可增强其他药物的镇痛作用。血压轻度升高,心率减慢,外周血管扩张,对心排血量无明显影响,可能增加心肌对缺氧的耐受力。可使呼吸道分泌物增多,呼吸频率稍减慢,潮气量稍增加,分钟通气量不变或增加,此时呼吸中枢对 CO_2 的敏感性并不降低,如用量过大或注射速度过快则可明显抑制呼吸。增强子宫收缩。促使钾离子向细胞内转移。对肝肾功能无影响,黄疸等肝肾功能不全者亦可使用。

4.临床应用

睡眠时间长,可控性差,主要用于麻醉诱导,适用于小儿、老年及体弱者。静脉注射剂量为 $50\sim80$ mg/kg,小儿可达 100 mg/kg,以 1 g/min 的速度注入。起效时间为 $5\sim10$ 分钟,维持 $45\sim60$ 分钟,1 小时后可追加 $15\sim20$ mg/kg 维持麻醉。无明显镇痛作用,需与镇痛药复合应用才能获得满意的麻醉效果。禁用于严重高血压、癫痫、支气管哮喘和完全性房室传导阻滞患者。

5.不良反应

毒性低,安全范围大。

(1)锥体外系症状,多数可自行消失,必要时可用安定或硫喷妥钠等药物控制。

(2)一过性血钾降低。低钾血症患者应慎用。

(3)唾液和呼吸道分泌物增多。

(4)恶心、呕吐。

(四)异丙酚

短效静脉麻醉药,具有镇静、催眠和轻微镇痛作用。其作用机制尚不清楚,目前认为主要是通过增强 GABA 的作用而产生静脉麻醉作用。

1.理化性质

不溶于水,20 世纪 80 年代初期将溶媒主要成分改为豆油、卵磷脂、甘油,从而制成脂肪乳液,pH 为 $6\sim8.5$,因其不含抗菌剂,有利于细菌生长,使用中应严格无菌操作,已开启的遗留药品不应保存。制剂应储存在 25 ℃以下,但不宜冷冻。

2.体内过程

脂溶性高,体内分布广,呈三室模型。主要通过肝脏代谢成无药理活性的葡萄糖醛酸化合物从尿中排出,不到 1% 以原形从尿中排出,1.6% 随胆汁从粪便排出,消除半衰期为 0.5～1.5 小时。

3.药理作用

起效快、时效短,苏醒迅速、完全、平稳,静脉注射 2.5 mg/kg 后 100 秒可达最大效应,维持 5～10 分钟。诱导期平稳,少有躁动。其麻醉效价比硫喷妥钠强 1.8 倍。可降低脑血流量、颅内压和脑代谢率,对急性脑缺血患者具有脑保护作用。对心血管系统有显著抑制作用,主要表现为对心肌的直接抑制作用及舒张血管作用,结果导致明显的血压下降、心率稍减慢、外周阻力和心排血量降低。血压下降程度与用药量、循环容量及患者本身的心功能有关。外周血管扩张诱发的反射性心动过速较少发生,可能由于迷走神经张力增加的缘故。当大剂量、快速注射,或用于低血容量、老年人时,有引起严重低血压的危险。对呼吸有明显抑制作用,表现为潮气量降低和呼吸频率减慢,甚至呼吸暂停,抑制程度与剂量相关。扩张支气管平滑肌。降低眼内压。可拮抗多巴胺受体产生止吐作用,术后恶心、呕吐少。对肝、肾及肾上腺皮质功能无影响。

4.临床应用

在临床使用时间不长,但发展较快,目前广泛应用于临床麻醉的诱导与维持。因其苏醒迅速、完全、平稳,对于门诊的短小手术更有明显的优势。也可作为镇静药用于 ICU 患者。麻醉诱导剂量为 1～2.5 mg/kg。麻醉维持宜采用连续输注法,输注速度为 4～12 mg/(kg·h)。在 ICU 中作为镇静药使用或作为阻滞麻醉的辅助药时,先给 0.2～0.7 mg/kg 的负荷量,再连续输注维持,输注速度为 0.5～2 mg/(kg·h)。老年及 ASA 分级较差的患者使用时应酌情减量。脂肪代谢紊乱的患者及估计有脂肪超载的情况下,建议监测血脂水平,随时调整用量。使用前须摇晃,不可与其他药物相混,可用 5% 的葡萄糖溶液稀释,比例不超过 1:5,稀释后 6 小时内用完。

5.不良反应

(1)低血压和短暂的呼吸抑制。

(2)注射痛,预先注射利多卡因可减轻疼痛。静脉炎、变态反应罕见。

(3)长时间(>48 小时)和大剂量[>4 mg/(kg·h)]持续输注可能导致异丙酚输注综合征(PIS)。

主要表现为高钾、高脂血症、代谢性酸中毒、肝大或肝脏脂肪浸润、横纹肌溶解、不明原因的心律失常、难治性心力衰竭,其死亡率相当高。

(五)咪达唑仑(咪唑安定)

咪达唑仑(咪唑安定)属于镇静类静脉麻醉药。作用机制尚未阐明,可能和大脑皮层中的苯二氮䓬类受体有关,通过占据有关受体参与 GABA 复合物的组成,释放至神经裂隙后激发突触后膜 Cl^- 通道开放,临床表现出不同的效应取决于占据受体的不同。

1.理化性质

淡黄色结晶性粉末,微溶于水,在 pH<4 的酸性溶液中可形成稳定的水溶性盐,临床所用注射液为其盐酸盐或马来酸盐,pH 为 3.3。肌内或静脉注射后容易吸收,局部刺激性小。

2.体内过程

脂溶性高,口服后吸收迅速,但首次通过效应大,生物利用度仅 40% 左右,直肠注入生物利用度不到 60%,肌内注射生物利用度可达 91%。静脉注射后起效快,持续时间短。血浆浓度曲线符合三室模型,主要经肝脏代谢,中间产物活性较弱,半衰期短,均与葡萄糖醛酸结合后由尿中排出,约 0.5% 以原形从尿中排出,2%～4% 从粪便排出,消除半衰期是 1.7～2.6 小时。新生儿、老年人及肝功能障碍者延长。

3.药理作用

具有良好的抗焦虑、催眠、顺行性遗忘、抗惊厥及中枢性肌松作用,起效迅速、苏醒较快,麻醉效价是地西泮的 1.5～2 倍。可轻度降低脑耗氧量、脑血流量,对颅内顺应性欠佳或颅内压增高所致脑缺氧有一定的保护作用。可引起血压轻度下降,心率轻度增快,左室充盈压和心排血量轻度减少,对心肌收缩力无明显影响。对呼吸有轻度的抑制作用,程度与剂量和注射速度有关。药物本身无镇痛作用,但可增强其他麻醉药的镇痛作用。能减轻氯胺酮引起的交感反应及精神症状。

4.临床应用

用于镇静催眠、术前用药、麻醉诱导及维持。其强效镇静、遗忘及抗惊厥作用为临床麻醉所需,与地西泮相比强效且清醒迅速。拮抗药氟马西尼的出现使其使用更加安全。肌内注射 0.1～0.2 mg/kg,15 分钟后起效,作用高峰 30～45 分钟,60 分钟作用逐渐消退。小儿按 0.2～0.3 mg/kg 直肠内注入,也可获得较满意的镇静催眠效果。麻醉诱导采用 0.05～0.2 mg/kg 静脉注射,1 分钟内起效,2～2.5 分钟可达最大效应。老年及危重患者其用量应酌情减少。麻醉维持可按首量的 1/2 追加,或连续输注给药,速度为 0.5～2 $\mu g/(kg \cdot min)$,根据辅助用药、手术种类及患者情况不同,调整用量和输注速度。

5.不良反应

(1)困倦、嗜睡及共济失调是使用后最常见的不良反应。

(2)由于本身固有的中枢性肌松作用,用量及用法不当可出现呼吸道梗阻或呼吸抑制。

(3)出现注射痛。

第三节 肌肉松弛药

肌肉松弛药简称肌松药,它们选择性地作用于骨骼肌的神经肌肉接头,与 N_2 胆碱受体结合,暂时阻断神经肌肉之间的兴奋传递,从而产生肌肉松弛作用。1942 年筒箭毒碱首次应用于临床后,肌松药逐渐成为全身麻醉用药的重要组成部分,不但明显改善气管插管条件以便于手术操作,而且也有助于避免深麻醉带来的危害。但是,肌松药只能使骨骼肌麻痹,不产生镇痛、镇静作用,不可替代全身麻醉药。根据其作用机制不同,分为去极化肌松药和非去极化肌松药两大类。

理想的肌松药应具有作用强、起效快、时效短、无蓄积、毒性低等优点,无组胺释放、心血管病变及其他不良反应。目前还没有一种肌松药能达到上述要求。

一、概述

(一)神经肌肉的兴奋传递

神经肌肉接头结构包括 3 部分(图 1-2):①接头前膜(亦称突触前膜)即运动神经元轴突末梢。其轴浆中含有大量囊泡,每一囊泡内含有 5 000～10 000 个乙酰胆碱(acetylcholine,Ach)分子。②接头后膜(亦称突触后膜或终板膜)系与神经轴突相对应的肌细胞膜部分,该处又称运动终板。肌细胞膜在此处形成许多皱褶以增大面积。膜上有 N_2 胆碱受体,每个受体由两个 α 和一个 β、δ 和 γ 共 5 个蛋白亚基构成长度为 11 nm、排列成玫瑰状的管形结构,突出并开口于胞膜内外形成钠、钾、钙等离子通道(图 1-3)。α 蛋白亚基是 Ach 和其他激动剂或拮抗剂的结合部位。③接头间隙(亦称突触间隙)指神经末梢与肌肉之间的间隙。

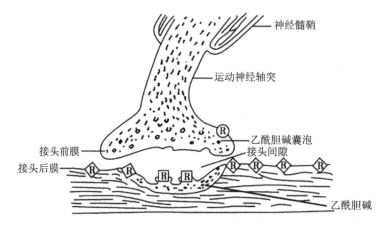

图 1-2 神经肌肉接头模拟图

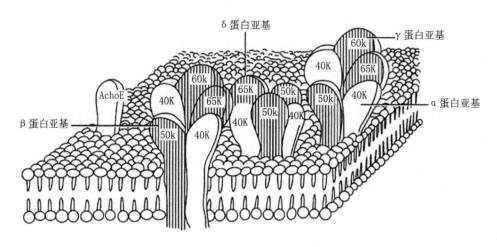

图 1-3 接头后膜受体示意图

神经冲动传至轴突末梢,使末梢膜上电压门控 Ca^{2+} 通道开放,Ca^{2+} 内流触发末梢内囊泡将 Ach 以递质量子化形式大量释放到接头间隙,Ach 扩散到突触后膜,与 N_2 胆碱受体的两个 α 蛋白亚基结合,使离子通道开放(必须同时与两个 α 蛋白亚基结合才能使蛋白构型发生变化致离子通道开放,如果只结合其中一个,则离子通道不开放),Na^+ 和 Ca^{2+} 顺着浓度差流入细胞内使肌细胞局部去极化。数百个囊泡同时释放,导致约 50 万个离子通道同时开放,远远超过终板去极化所需的电流强度,引起终板去极化,进而触发了兴奋-收缩耦联,引起肌纤维收缩,实现了兴奋在神经肌肉之间的传递。由于接头间隙和终板膜上有大量的胆碱酯酶,每次发生冲动时,从轴突末梢释放的 Ach 能在很短时间(1 毫秒之内)被其全部水解而失活,从而维持神经-肌肉接头正常的传递功能。了解神经肌肉兴奋传递这一生理过程对于临床应用肌松药是非常有帮助的。

(二)肌松药作用机制

1.竞争性阻滞

非去极化肌松药与去极化肌松药两者都具有与 Ach 相似的结构,均可与 Ach 竞争受体上 α 蛋白亚基的 Ach 结合部位,所不同的是阻滞方式不同。非去极化肌松药是 N_2 受体阻断药,它与 N_2 受体上两个 α 蛋白亚基之一或两个同时结合后,受体构型不发生改变,离子通道不开放,不能产生去极化,从而阻滞了神经肌肉兴奋传递,并妨碍了 Ach 进一步与受体结合。去极化肌松药是 N_2 受体激动药,与受体结合后可使受体构型改变,离子通道开放,产生与 Ach 相似但较持久的去极化作用,终板的持续去极化阻滞了正常的神经肌肉兴奋传递。

2.非竞争性阻滞

肌松药除与 Ach 竞争受体外,还可能通过其他机制作用于受体,改变受体的功能,包括离子通道阻滞和脱敏感阻滞。

(1)离子通道阻滞:药物直接阻塞离子通道,阻止或影响离子流通,使终板膜不能正常去极化,从而减弱或阻滞了神经肌肉兴奋传递。可分为开放型阻滞和关闭型阻滞两种。开放型阻滞在激动剂激活开放离子通道后药物进入通道内,发挥其阻滞效应,其效应强弱取决于离子通道开放的多少和开放的频率;关闭型阻滞是药物阻塞在离子通道口部,在离子通道关闭时即可发生阻滞。

(2)脱敏感阻滞:运动终板长时间受到 Ach 或其他激动剂作用,对激动剂开放离子通道的作用不再敏感。此时受体与激动剂结合,受体蛋白构型不发生变化,离子通道不开放,不再发生去极化作用,则神经肌肉兴奋传递就不再发生。

3.作用于突触外和突触前膜 Ach 受体

(1)突触外 Ach 受体:指存在于突触后膜以外肌纤维膜上的受体,这类受体不受神经支配,正常人数量很少,在一些病理情况如肌纤维失去神经支配时大量合成,这时使用琥珀胆碱可引起大面积、高强度的肌纤维膜去极化,引起大量 K^+ 外流而致高钾血症。

(2)突触前膜 Ach 受体:生理作用是通过正反馈机制使神经肌肉组织能适应高频刺激(>1 Hz)的需要。非去极化肌松药作用于突触前膜受体,影响其正反馈机制,减缓 Ach 由储存部向释放部运转,使 Ach 释放量减少,肌张力出现衰减。

二、去极化肌松药

目前临床上应用的去极化肌松药仅有琥珀胆碱。

琥珀胆碱(司可林)属于超短效肌松药,肌松完全且短暂。该药静脉注射后迅速被血浆和肝脏中的假性胆碱酯酶水解,首先分解成琥珀单胆碱,其肌松作用约为琥珀胆碱的2%,然后又缓慢分解成为琥珀酸和胆碱,肌松作用消失。消除半衰期2~8分钟,清除率为250~500 mL/(kg·min),正常人有2%~5%经肾脏排泄。

琥珀胆碱 ED_{95} 为 0.25 mg/kg,1 mg/kg 静脉注射后 1 分钟即可气管插管,可使呼吸暂停 4~5 分钟,肌张力完全恢复需 10~12 分钟。儿童也可肌内注射2~4 mg/kg,用透明质酸酶稀释可加快吸收,2~4 分钟内起效,维持 20~30 分钟。持续静脉输注常用浓度为 0.1%~0.2%,速度为 50~100 μg/(kg·min),可与 1%~2% 普鲁卡因混合静脉输注。紧急情况下还可气管内或舌下给药。适用于快速气管内插管、内镜检查等短时操作,亦可静脉输注用于麻醉维持。

(一)特点

(1)首次注药在肌松出现前一般会有肌纤维成串收缩。

(2)对强直刺激或 4 个成串刺激肌颤搐不出现衰减。

(3)对强直刺激后单刺激肌颤搐不出现易化。

(4)非去极化肌松药拮抗其肌松效应,而抗胆碱酯酶药增强其效应。

(5)长时间反复间断静脉注射或持续输注,其阻滞性质逐渐由原来的去极化阻滞发展成带有非去极化阻滞特点的Ⅱ相阻滞。

(二)不良反应

琥珀胆碱的不良反应较多,限制了它的临床应用。常见的有以下几点。

(1)Ⅱ相阻滞特征:①出现强直刺激或 4 个成串刺激的肌颤搐衰减;②强直刺激后单刺激出现肌颤搐易化;③抗胆碱酯酶药可能有拮抗作用;④多数患者肌张力恢复延迟。长时间静脉滴注或重复静脉注射可出现Ⅱ相阻滞,与用量、维持时间、用药方式及配伍用药等有关。重症肌无力、电解质紊乱及血浆胆碱酯酶异常等患者容易发生。普鲁卡因、利多卡因、恩氟烷等药物可促使发生Ⅱ相阻滞。

(2)心血管反应激动胆碱能受体可引起心动过缓、交界性心律和各种室性心律失常。麻醉前应用阿托品可以防治心动过缓的发生。

(3)高钾血症去极化使细胞内 K^+ 释放,可引起严重心律失常。对于大面积烧伤、高位截瘫、多发性创伤、严重腹腔感染及本身血钾高的患者尤其危险,应避免使用。

(4)肌纤维成束收缩及术后肌痛琥珀胆碱的去极化作用及其对肌梭的牵拉可能是产生术后肌痛的原因,肌纤维成束收缩也是其原因之一。在给药前静脉注射小剂量非去极化肌松药(如维库溴铵 1 mg)可减轻或消除肌纤维成束收缩。

(5)眼内压、颅内压及胃内压升高。禁用于开放性眼外伤、青光眼、视网膜剥离、白内障晶体摘除术及颅内压升高患者,可能引起饱胃患者胃内容物反流误吸。

(6)恶性高热是一种遗传性疾病,琥珀胆碱可诱发其发生,与氟烷合用时更易发生。

(7)类变态反应大剂量可能使组胺释放,而出现支气管痉挛、血压下降。

三、非去极化肌松药

(一)特点

非去极化肌松药的特点是:①在肌松出现前没有肌纤维成串收缩;②对强直刺激或 4 个成串刺激肌颤搐出现衰减;③对强直刺激后单刺激肌颤搐出现易化;④抗胆碱酯酶药能拮抗其肌松效应。

(二)分类

根据化学结构非去极化肌松药可分为甾类和苄异喹啉类:甾类有维库溴铵、罗库溴铵、泮库溴铵和哌库溴铵,苄异喹啉类有筒箭毒碱、阿曲库铵、顺式阿曲库铵、米库氯铵和多库氯铵。根据其药效长短可分为短效、中效和长效 3 类:米库氯铵为短效,阿曲库铵、顺式阿曲库铵、维库溴铵和罗库溴铵为中效,筒箭毒碱、泮库溴铵、哌库溴铵和多库氯铵为长效。药动学参数见表 1-1。

表 1-1　非去极化肌松药的药动学参数

药物	稳态分布容积 (mL/kg)	清除率 [mL/(kg·min)]	消除半衰期 (min)	蛋白结合率 (%)
泮库溴铵	150～340	1.0～1.9	100～132	30
哌库溴铵	340～425	1.6～3.4	100～215	—
阿曲库铵	180～280	5.5～10.8	17～20	51
维库溴铵	180～250	3.6～5.3	50～53	30～57

药物	稳态分布容积 （mL/kg）	清除率 [mL/(kg·min)]	消除半衰期 （min）	蛋白结合率 （%）
罗库溴铵	170～210	3.4	70～80	25
顺式阿曲库铵	110～200	4～7	18～20	—
米库氯铵	—	60～100	2.5	—

1. 泮库溴铵（本可松）

泮库溴铵主要经肾脏排泄，小部分经胆道排出，一部分经肝脏代谢羟化，代谢产物中以 3-羟基化合物的肌松作用最强，反复用药应注意术后肌松残余作用，肝肾功能不全的患者应慎用。其 ED_{95} 为 0.07 mg/kg，恢复指数 25 分钟，90% 肌颤搐恢复时间为 60 分钟。起效时间、作用时效和强度与剂量呈正相关：0.05 mg/kg 静脉注射后 4～5 分钟起效，持续大约 45 分钟；0.08～0.15 mg/kg 静脉注射后 2～3 分钟起效，维持 60 分钟。临床插管剂量为 0.1～0.15 mg/kg，为加快起效时间，可在患者麻醉诱导前先给予插管剂量的 1/10～1/5（称预置量），4 分钟后给予剩余量，能在 60～90 秒内进行气管插管。临床剂量无神经节阻滞和组胺释放作用，但有轻度心脏毒蕈碱样受体阻滞作用，使心率增快、血压升高和心排血量增加。对于高血压、心肌缺血及心动过速患者应避免使用。在心血管麻醉中与大剂量芬太尼伍用，可拮抗芬太尼引起的心率减慢，对那些依赖心率维持心排血量的患者不失为一种较为理想的联合用药。

2. 维库溴铵（万可松）

维库溴铵是泮库溴铵的衍生物，主要经肝脏代谢和排泄，仅 20% 左右以原形经肾排出，可应用于肾衰竭患者。作用强度与泮库溴铵相当，但起效快，时效较短。其 ED_{95} 为 0.05 mg/kg，恢复指数 10～15 分钟，90% 肌颤搐恢复时间为 30 分钟。插管剂量为 0.1 mg/kg，2～3 分钟起效，肌松维持 45 分钟，增加剂量至 0.15～0.2 mg/kg 或先给预置量，60～90 秒即可插管。连续输注速度为 1～2 μg/(kg·min)。正常人反复给药无明显蓄积作用，严重肝肾功能障碍者，作用时效可延长，并可发生蓄积作用。在临床用量范围内，不释放组胺，也无抗迷走神经作用，即使剂量高达 0.4 mg/kg，也无心血管不良反应，适合心脏病患者的麻醉。

3. 阿曲库铵（卡肌宁）

在体内以血浆酯酶水解和 Hofmann 消除自行降解，不依赖肝肾功能，是肝肾疾病的首选肌松药。起效快慢和作用长短与剂量呈正相关。ED_{95} 为

0.2 mg/kg,起效时间 4~5 分钟,恢复指数 10~15 分钟,90%肌颤搐恢复时间为 30 分钟。0.5~0.6 mg/kg 静脉注射后 2~3 分钟可行气管插管,先给予预置量,70~90 秒即可进行插管。连续输注速度为 5~10 $\mu g/(kg \cdot min)$。反复给药无明显蓄积作用。无神经节阻断作用,但可引起组胺释放并与用量有关,表现为皮疹、心动过速及低血压,严重者可发生支气管痉挛,甚至过敏性休克。控制用量、减慢注药速度和预先静脉注射 H_1、H_2 受体阻滞剂可避免这些不良反应,过敏体质及哮喘患者忌用。

4.顺式阿曲库铵

顺式阿曲库铵是阿曲库铵的光学异构体,主要经 Hofmann 消除,代谢产物主要经肾排泄。反复给药无明显蓄积作用,且不释放组胺,无心血管不良反应,是肝肾疾病和老年患者的首选肌松药。药效较阿曲库铵强 3 倍,ED_{95} 为 0.05 mg/kg,起效时间 7.5 分钟,恢复指数 14 分钟;2 倍 ED_{95} 量时,起效时间 5 分钟,肌松维持 45 分钟。0.15~0.2 mg/kg 静脉注射 4~5 分钟后可进行气管插管,连续输注速度为 2 $\mu g/(kg \cdot min)$。此药物可能存在封顶效应,0.2 mg/kg 后增加剂量其起效时间并不加快,原因可能为神经肌肉运动终板受体饱和或者由于空间位阻现象(缓冲假说)引起递质向突触间隙分布减少。

5.罗库溴铵(爱可松)

罗库溴铵是维库溴铵的衍生物,主要在肝脏代谢,部分由肾排出,血和尿中未见代谢产物,肾功能正常和肾衰的患者药动学无明显区别。重复给药不产生蓄积作用。在非去极化肌松药中起效最快,ED_{95} 为 0.3 mg/kg,起效时间为 3~4 分钟,恢复指数 10~15 分钟,90%肌颤搐恢复时间为 30 分钟。气管插管剂量为 0.6~1 mg/kg,起效时间为 60~90 秒,肌松维持 45 分钟。给预置量不缩短起效时间。连续输注速度为 5~12 $\mu g/(kg \cdot min)$。此药可产生特别好的插管状态,因为它对喉内收肌群作用更快,而且从血浆到达神经肌肉接头受体的弥散梯度高。此药临床剂量不引起组胺释放,对心率和血压无明显影响。

6.米库氯铵(美维松)

米库氯铵在体内被血浆胆碱酯酶快速水解,其分解产物无肌松作用,由肾和胆汁排泄。其 ED_{95} 为 0.08 mg/kg,静脉注射 0.1 mg/kg,4 分钟作用达峰值,肌松维持 15 分钟,加大剂量临床时效可延长。插管剂量为 0.2 mg/kg,90 秒后即可插管。连续输注速度为 6~10 $\mu g/(kg \cdot min)$,反复或连续给药不产生快速耐受性和明显蓄积性。大剂量快速注射可引起组胺释放。

7.哌库溴铵（阿端）

主要以原形经肾排泄,其次为肝脏和全身组织的快速酶分解和化学性去乙酰化作用,代谢产物由肾排出,肾功能不全和肝胆疾病患者宜减量使用。其 ED_{95} 为 $0.05\sim0.06$ mg/kg,恢复指数 $30\sim40$ 分钟,90％肌颤搐恢复时间为 $80\sim90$ 分钟。插管剂量为 0.1 mg/kg,注射 $3\sim4$ 分钟后可获得满意肌松;如果先给预置量,可明显缩短插管时间。临床剂量无心血管不良反应使此药明显优于泮库溴铵,是冠状动脉搭桥或其他心血管手术、术后不需早期气管导管拔除患者的首选肌松药。

8.多库氯铵

多库氯铵在体内不代谢,主要以原形经肾排泄,极少量随胆汁排出,因此肾衰竭患者的作用时间明显延长。肌松作用在非去极化肌松药中最强, ED_{95} 为 $0.025\sim0.03$ mg/kg,静脉注射 $0.05\sim0.06$ mg/kg, $4\sim5$ 分钟后可作气管插管,有效肌松维持 $90\sim120$ 分钟。无组胺释放和心血管不良反应,适合用于长时间手术患者。

四、肌松药的拮抗

去极化肌松药迄今尚无有效的拮抗药,非去极化肌松药可用抗胆碱酯酶药进行拮抗。

常用抗胆碱酯酶药有新斯的明、艾宙酚和吡啶斯的明三种。作用机制主要为抑制胆碱酯酶活性,减少 Ach 破坏,与非去极化肌松药在神经肌肉接头处竞争受体,从而恢复正常神经肌肉兴奋传递。新斯的明剂量为 $40\sim70$ $\mu g/kg$,一般成人初量 $1.0\sim1.5$ mg,2 分钟后可重复注射,直到出现明显效果,作用维持 $30\sim60$ 分钟。吡啶斯的明为新斯的明衍生物,作用较弱,维持时间比新斯的明长40％,常用剂量 0.2 mg/kg,适合于长效肌松药。艾宙酚剂量为 $0.5\sim0.7$ mg/kg,作用时间较短。

抗胆碱酯酶药最常见的并发症是毒蕈碱样作用,包括心动过缓、传导阻滞、支气管和胃肠道平滑肌收缩、唾液分泌增多等,新斯的明更易发生,可用抗胆碱药物拮抗,如阿托品 0.5 mg 和新斯的明 1 mg 同时缓慢注射,胃长宁起效和作用时间与新斯的明更匹配。艾宙酚很少引起心律失常,与阿托品伍用较合适,混合制剂为艾宙酚 50 mg 和阿托品 0.6 mg。

新的肌松拮抗药 Org25969 已完成临床前的研究,它不作用于胆碱酯酶,不引起血流动力学的显著改变,能够直接和甾类肌松药以 1∶1 比例形成化学螯合,使得肌松药离开 Ach 受体,迅速逆转肌松作用。但对苄异喹啉类肌松药和去极化肌松药无效。

第四节 局部麻醉药

局部麻醉药简称局麻药,是一类应用于局部区域、能在意识清醒条件下阻断神经冲动的发生和传导,使相应神经支配区域产生暂时性的可逆性的感觉丧失的药物。20世纪60年代德国化学家Niemann从18世纪中叶的安第斯山脉人喜欢嚼食的古柯树树叶中分离出生物碱可卡因,化学名苯甲酰甲基芽子碱,1884年koler发现了这种生物碱的麻醉特性,并在眼科成功将可卡因用于表面麻醉,可卡因成为最早的局部麻醉药。但由于可卡因盐酸盐的不稳定性,表面局部麻醉会引起角膜混浊,毒性较强,有成瘾性等缺点,人们开始改造其结构,以期合成更好的局部麻醉药。1905年Einhorn合成了低毒性的普鲁卡因,其麻醉作用可靠,在临床得到广泛使用。1943年Lofren合成酰胺类局麻药利多卡因,其组织弥散较广,至今仍是临床广泛使用的局麻药之一。其后相继合成了辛可卡因、丁卡因、甲哌卡因、布比卡因、罗哌卡因等局麻药,使得局麻药的作用增强,疗效和安全性得到提高。

一、局部麻醉药的药物化学

(一)局部麻醉药的化学结构和分类

局部麻醉药的化学结构类型较多,临床应用的局部麻醉药的化学结构分为亲脂性部分、亲水性部分和中间链部分,这3部分构成局部麻醉药骨架。亲脂性部分一般为芳环或芳杂环,亲水性部分通常为仲胺或叔胺,中间链为羰基,可分为酯链和酰胺链。从局麻药的结构可以看出,中间连接部分的酯键或酰胺键为不稳定结构,进入体内易被水解破坏,使局麻药失效。根据其骨架结构中间链的不同将局部麻醉药分为芳酸酯类、酰胺类、氨基醚类、氨基酮类等种类。氨基醚类主要有普莫卡因;氨基酮类主要有达克罗宁。现在临床上常用的局部麻醉药多为芳酸酯类和酰胺类(图1-4)。芳酸酯类局麻药主要有普鲁卡因、丁卡因、氯普鲁卡因;酰胺类局麻药主要有利多卡因、丙胺卡因、甲哌卡因、布比卡因、左旋布比卡因、罗哌卡因等。酯类局部麻醉药所含的对氨基化合物可形成半抗原而引起变态反应;酰胺类局部麻醉药则不能形成半抗原,故引起变态反应者极为罕见。

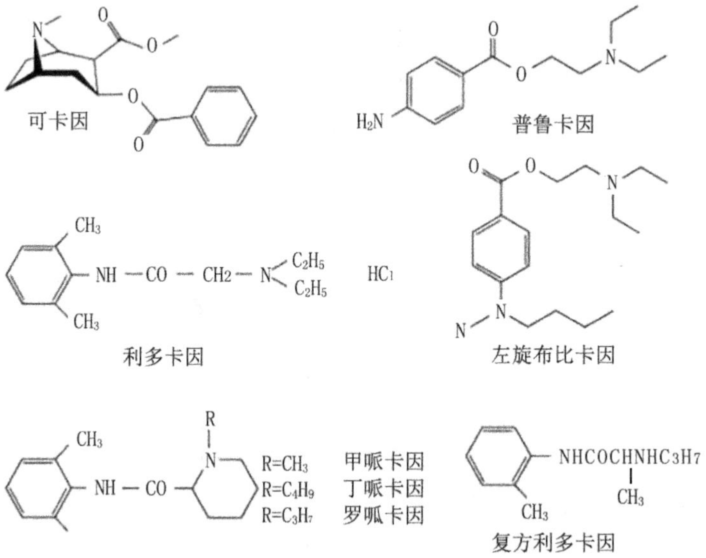

图 1-4　常用局部麻醉药的分子结构式

(二)局部麻醉药的构效关系

构效关系(structure-activity relationships,SAR)是药物的结构发生变化时生物活性的定性变化经验规律。定量构效关系(quantitative structure-activity relationships,QSAR)是由 SAR 发展而来的,是采用数学模式来描述药物的生物活性与结构间的定量依赖关系,从一个母体化合物(或称先导化合物)引进各种取代基,回归分析取代基的电子效应、空间效应、疏水效应等对药理作用的影响。局部麻醉药中属于相同系列的化合物,其化学结构的改变只引起不同生物学特性的量变,如麻醉效能、时效和代谢的速率,如在普鲁卡因化学结构中引入丁基成为丁卡因,其脂溶性增加 100 倍,蛋白结合率增加 10 多倍,麻醉强度和作用时间也增加。属于不同系列的化合物则具有不同的质,如代谢方式和途径。总的来说,与酯类局部麻醉药相比,酰胺类局部麻醉药起效快、弥散能力强、作用时间长、临床应用范围较广。在局部麻醉药基本结构(图 1-5)中 I 为亲脂性部分,化学结构以苯环的作用较强,当其苯环的对位上引入氨基、丁氨基等基团时局部麻醉药作用最强。II 为中间连接部分,中间链与局部麻醉药作用持效时间有关,当 X 分别为 O、S、NH 和 CH_2 时,则根据水解的难易程度,其麻醉持续时间为:$COCH_2->-CONH->-COS->-COO-$。中间链中的 N 以 2~3 个碳原子为好,碳链增长,可延效,但毒性增大。如果在亲脂性部分苯环的 2,6 位引入甲基,或在中间部分酰胺键/酯键的邻位有支链时,由于位阻的原因,使酯键或酰胺键的稳定性增加,麻醉持续时间延长。亲水部分以叔胺为好,仲胺次之。当为叔胺时,以两个烷基相同者最常见,因合成较方便。烷基以 3～4 个碳原子时作用最强。局部麻醉药结构中的亲水部分和亲脂部分应有一定的平衡,即有合适的脂/水分配系数,既保证局部麻醉药有一定的脂溶性能穿透脂质生物膜发挥作用,又可避免脂溶性太大易透过血管壁,导致局部麻醉药随血液流到全身使局部浓度降低而达不到应有效果。

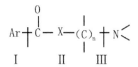

图 1-5　局部麻醉药的基本结构

　　许多药物都是手性药物,酰胺类局部麻醉药中只有利多卡因不是手性药物,即在分子水平它以单一结构体形式存在。丙胺卡因、甲哌卡因和布比卡因均具有非对称碳原子的消旋混合异构体。所谓的手性药物是指由具有药理活性的手性化合物组成的药物,其中只含有效对映体或者以含有效对映体为主。药物分子中有一个手性中心,一般就有一对对映体;有 n 个手性中心将产生 2^n 个立体异构体,其中有 2^{n-1} 对的对映体。就物理化学性质而言,手性药物对映体之间仅旋光性不同,其他均无区别。根据使偏振光的偏振面旋转的方向不同分为右旋体和左旋体。药物药理作用是通过与体内的大分子之间严格的手性识别和匹配实现的。在许多情况下,化合物的一对对映体在生物体内的药理活性、代谢过程、代谢速率及毒性等均存在显著差异。局部麻醉药的药理活性与其光学异构体一般没有关系,但一些存在光学异构体的局部麻醉药,其右旋体都比其左旋体有更大的神经毒性和心脏毒性。如近几年上市的罗哌卡因和左旋布比卡因,其右旋体的中枢神经毒性和心脏毒性皆明显高于其左旋体。罗哌卡因和左旋布比卡因均是酰胺类局麻药,两者均为纯 S 形(左旋)异构体。左旋布比卡因是布比卡因的纯 S 形异构体。罗哌卡因是布比卡因的同功异质体,在同一位点前者是丙基,后者是丁基。

(三)局部麻醉药的理化性质

　　药物产生的生物活性是由其化学结构和理化性质所决定的,药理作用受到电荷分布、空间排列、油水分配因素影响。改变药物的化学结构和理化性质可导致生物活性的变化。局部麻醉药的理化性质可影响其麻醉性能,较为重要的是离解常数、脂溶性和血浆蛋白结合率。

1.离解常数

水是极化分子,有较大偶极矩值,与带有电荷的离子间产生静电引力,因而离子化的物质,在体液内是水合的。水合不但使离子体积增大,并使分子易溶于水,难溶于脂,因而更难通过生物膜。弱酸或弱碱在体内部分电离,未电离的分子型弱酸或弱碱可通过生物膜。离解常数的大小用以衡量酸或碱的强弱程度,酸或碱越弱,它们的离解常数值就越小。弱酸的离解常数习惯上用 Ka 表示,弱碱的离解常数用 Kb 表示。Ki 在一定温度下为一常数,不能随浓度变化而变化。$pKa = -\lg Ka$,pKa 值的正值越大,对应的酸越弱。缓冲溶液的浓度(弱酸和它的共轭碱浓度)与溶液的 pH 以及弱酸的 pKa 的定量关系可以用 Henderson-Hassel-Balch 方程表示,此方程对于生物学和医学在理论与实践上都具有重要意义。该方程表示了溶液 pH 与溶质中可解离基团 pKa 之间的关系。温度变化能使离解平衡发生移动,这种移动是通过离解常数的改变实现的,但在常温范围内变化不大。局部麻醉药水溶液中含有未离解的碱基(B)和已离解的阳离子(BH^+)两部分。而离解程度取决于溶液的 pH,pH 越低[BH^+]越多,pH 越高则[B]越多。在平衡状态下时 $pKa = pH - \log[B]/[BH^+]$。每一种局部麻醉药的离解常数不同(表 1-2),组织液的 pH 接近 7.4,药物的 pKa 越大,则非离子部分越小,pKa 越接近人体组织 pH 的局部麻醉药作用越好。pKa 的大小影响局部麻醉药的性能:pKa 越大,离子部分越多,不易透过神经鞘和膜,起效时间越长,弥散性能越差,故利多卡因在神经阻滞时起效较普鲁卡因和丁卡因快,利多卡因的弥散性能优于普鲁卡因。

表 1-2 常用局部麻醉药的理化性质和麻醉效能

局部麻醉药	pKa	脂溶性	蛋白结合率(%)	效能	弥散能力	起效时间(min)	作用时间[局部浸润麻醉(h)]	一次限量(mg)
普鲁卡因	8.9	0.6	6	弱	弱	1～3	0.75～1	1 000
氯普鲁卡因	9.1	0.4	4	弱	弱	3～5	0.5～0.75	
丁卡因	8.5	80	76	强	弱	5～10	1～1.5	40(表面麻醉) 80(神经阻滞)
利多卡因	7.9	2.9	70	中等	中等	1～3	2～3	100(表面麻醉) 400(神经阻滞)
布比卡因	8.1	28	96	强	强	5～10	1～2	150
左旋布比卡因				强	强			
罗哌卡因	8.1		94	强	强			150

2.脂溶性

生物膜的主要成分是脂质,因此药物必须有一定脂溶性,才能透过生物膜。水溶性与脂溶性是相矛盾的物理性质,水溶性大了脂溶性就小,药物必须有合适的水溶性与脂溶性的平衡才有利于吸收与分布。药物分配系数用于度量药物对生物相和水相的亲和力,生物相中物质的量的浓度和在水相中物质的量的浓度之比为药物分配系数,药物的分配系数取决于它们的化学结构。药物分配系数大,药物的脂溶性高,容易通过组织和器官的膜进入到作用部位;分配系数小,水溶性高,容易被输运。局部麻醉药的脂溶性越高,麻醉效能越强。布比卡因和丁卡因脂溶性高,利多卡因中等,普鲁卡因最低,故布比卡因和丁卡因麻醉效能最强,利多卡因居中,普鲁卡因最弱。

3.蛋白结合率

通常认为,只有游离的药物才能透过生物膜进入到相应的组织或靶器官,产生效应或进行代谢与排泄。因此,血浆蛋白结合率会影响药物的分布和代谢。通常酸性药物与清蛋白结合,而碱性药物与 α_1-酸性糖蛋白结合。局部麻醉药的血浆蛋白结合率与作用时间有密切关系,结合率越高,作用时间越长。局部麻醉药进入体内后,呈游离状态的起麻醉作用,结合状态的药物将暂时失去药理活性。局部麻醉药与血浆蛋白结合率低,血中游离型局部麻醉药浓度高,易于出现毒性反应。低蛋白血症患者与局部麻醉药蛋白结合少,故较易发生局部麻醉药毒性反应。血浆蛋白结合率高的局部麻醉药如布比卡因不易透过胎盘屏障。

根据局部麻醉药的麻醉性能可分为 3 类:①麻醉效能弱和作用时间短的局部麻醉药,如普鲁卡因。②麻醉效能和作用时间均为中等的局部麻醉药,如利多卡因。③麻醉效能强而作用时间长的局部麻醉药,如罗哌卡因和丁卡因。

4.局部麻醉药的稳定性

药品的稳定性是指原料药及制剂保持其物理、化学、生物学和微生物学性质的能力。酯类局部麻醉药由于酯基较易水解,酸、碱、体内的酯酶均能促使其水解失效,因而稳定性较差,如果开发成注射剂时应严格控制其工艺条件。如 pH,应严格控制在特定范围内,例如盐酸普鲁卡因,pH 在 3~3.5 时最为稳定,pH <2.5 或>4 时,随着 pH 的降低或升高,都可加速其水解。不同酯类药物最稳定的 pH 范围略有差别。酰胺类药物由于酰胺键的水解较酯键难,因而其较酯类药物稳定,其注射液在室温条件下一般可稳定保存,但也应对其 pH 进行控制。

二、局部麻醉药的药理作用

（一）局部麻醉药的吸收、分布、生物转化和排泄

1.吸收

局部麻醉药所需要的作用是局部作用，不希望药物吸收，如果局部麻醉药从给药部位吸收进入血液循环，称吸收作用。吸收作用可引起全身反应，这实际上是局部麻醉药的不良反应。血药浓度取决于局部麻醉药自作用部位吸收的量和速度，主要受局部麻醉药剂量、注药部位的血供情况、局部麻醉药的性能和是否使用血管收缩药等因素影响。

2.分布

药物分布是指药物从机体的一个部位转移到另一个部位的可逆过程。局部麻醉药从注射部位被血液循环吸收要远远超过作用位点吸收，如在外周神经阻滞中，仅1%～2%的药物分布和作用于神经，改变局部组织血流和渗透性能显著改变局部麻醉药的效能和作用持续时间。循环系统对药物的吸收与作用位点吸收是平行的，而不是序列或先后关系。药物进入血液后，随血液分布到机体各组织中，药物的分布受生理因素和药物的理化性质的影响，包括组织血流速率、生理性屏障、药物的脂溶性、药物与血浆蛋白结合等。局部麻醉药吸收入血液后，通常与血浆中的蛋白质结合。吸收的药物通过循环迅速向全身组织输送，首先向血流量大的器官分布，然后向血流量小的组织转移。局部麻醉药吸收后首先分布至肺，并有部分被肺组织摄取，随后很快分布到血流丰富的器官如心、脑和肾，接着以慢速率再分布到血液灌流较差的肌肉、脂肪和皮肤。布比卡因和罗哌卡因等蛋白结合率高的局部麻醉药，一般不易通过胎盘屏障分布至胎儿。

3.生物转化和排泄

体内药物主要在肝脏生物转化而失去药理活性，并转化为极性高的水溶性代谢物而利于排出体外。生物转化与排泄统称为消除。肝脏微粒体的细胞色素P450酶系统是促进药物生物转化的主要酶系统，故又简称肝药酶，肝药酶由许多结构和功能类似的P450同工酶组成。它们具有多种亚型，能对数百种药物起反应。酰胺类局部麻醉药在肝脏内进行酰胺键水解，故肝功能不全患者用量应酌减。酯类局部麻醉药主要被血浆假性胆碱酯酶水解，普鲁卡因水解速率很快，是丁卡因水解的5倍。如有先天性假性胆碱酯酶质量的异常，或因肝硬化、严重贫血、恶病质和晚期妊娠等引起量的减少者，酯类局部麻醉药的用量都应减少。仅少量局部麻醉药以原形自尿中排出。

(二)药理作用

1.局部麻醉作用及作用机制

不管从基础研究还是临床角度看,局部麻醉药及其作用机制仍是一个尚未解决的问题。局部麻醉药对任何神经都有阻断作用,使兴奋阈升高、动作电位降低、传导速度减慢、不应期延长、直至完全丧失兴奋性和传导性。此时神经细胞膜仍保持正常的静息跨膜电位,但对任何刺激不再引起除极化。局部麻醉药在较高浓度时也能抑制平滑肌和骨骼肌的活动。局部麻醉药主要作用于 Na^+ 通道发挥神经阻滞作用,亦可作用于 K^+ 通道。神经细胞膜的除极有赖于 Na^+ 内流,当细胞外高 Na^+ 时可减弱局部麻醉药作用,低 Na^+ 时则增强局部麻醉药作用。通过脊椎动物、人体研究表明,不同浓度的局部麻醉药均可抑制 Na^+、K^+ 通道电流,改变其通道动态结构,影响神经细胞动作电位、膜电位的形成,初级感觉神经元对此作用尤为敏感。局部麻醉药对 Na^+、K^+ 通道的作用多数为可逆性,可逆时间与其药理作用基本相同,但少数亦可延长神经细胞电生理恢复时间。局部麻醉药增加"失活"通道的分数、直接抑制通道从静息转化为开放和减少通过各开放通道的离子流可能是局部麻醉药对细胞膜 Na^+ 通道的阻滞,使钠通道失活。

2.局部麻醉药的非麻醉作用

(1)抗心律失常作用:1950 年利多卡因用于治疗室性心律失常,是目前疗效最好、安全性最高的抗室性心律失常药,其作用迅速,停药后作用消失快,是通常评价各种新型抗心律失常药物疗效标准药物,其作用机制是促进心室肌 K^+ 外流和极少地促进 Na^+ 内流,降低动作电位第四相舒张期除极化速率而降低自律性,一次静脉推注剂量为 $1 \sim 2$ mg/kg,继以 $1 \sim 4$ mg/min 静脉滴注维持。布比卡因亦有一定的抗心律失常作用。

(2)降低颅内压和细胞保护作用:利多卡因能抑制颅内压升高和降低颅脑损伤及脑内占位病变患者术中的颅内压,并认为这是抑制了脑干神经反射,提高了脑血管张力,减少脑血流量,从而抑制了反应性脑充血及血浆外渗所致的脑水肿。利多卡因对缺血缺氧的神经细胞具有保护作用和抗癫痫作用,预先给药对内毒素肺损伤后有保护作用。

(3)抗菌及抗感染作用:局部麻醉药具有一定的抗菌作用,如利多卡因对致病菌和孤立的真菌具有不同程度的抑制作用,且抑制率随局部麻醉药浓度的增高而增高。局部麻醉药抗菌作用的机制可能是其与细菌表面大分子物质或细胞膜相互作用有关。局部麻醉药有抗感染及抑制中性粒细胞功能的作用,但其作用机制不明。

（4）对肿瘤细胞的热增敏和抗肿瘤药物的增敏作用：局部麻醉药如普鲁卡因、利多卡因等可增强肿瘤细胞的热敏感效应。利多卡因在体外能增强阿霉素、博莱霉素等抗癌药物的细胞毒性作用，且随局部麻醉药剂量增加而增效作用加强。

（5）镇咳作用：全身麻醉时静脉内给予利多卡因可加强麻醉深度，降低咽喉反射的活力，抑制气管插管后的咳嗽反射，能有效地抑制麻醉期间不同原因的剧咳，主要是通过抑制脑干神经活动而实现的。常用剂量为 1.5～2 mg/kg 静脉推注。

（三）不良反应

1.毒性作用

毒性反应是指在剂量过大或蓄积过多时发生的危害性反应，一般比较严重。但这种反应可以预知也可以避免发生。局部麻醉药吸收入血并达到足够浓度，即可影响全身神经肌肉的功能。当血药浓度超过一定阈值时，就会发生局部麻醉药的全身毒性反应，严重者可致死。

（1）神经系统毒性反应：先表现为对兴奋性传导通路抑制的消失，患者出现头晕目眩、轻度头痛、听力障碍、视力障碍、耳鸣等症状。随中毒程度加重，出现烦躁不安，定向力障碍、眼球震颤、语言不清，更严重者可出现嗜睡、肌肉抽搐、惊厥等症状。

（2）心血管系统毒性反应：局部麻醉药可以和心肌钠通道结合，主要结合部位在钠通道 α 亚 1,4 结构域的片段 6 区，抑制心肌收缩和传导。其中布比卡因与钠通道的结合最强。局部麻醉药能够和心肌的肾上腺素能受体结合，抑制 cAMP 的形成，因此由布比卡因毒性反应引起的循环衰竭很难复苏。罗哌卡因致惊厥和致死亡之间的安全范围较宽，致心律失常作用较弱。

局部麻醉药心血管毒性主要表现为心肌收缩性减弱、不应期延长、传导减慢及血管平滑肌松弛等。开始时由于中枢兴奋表现为血压上升及心率加快，以后表现为心率减慢、血压下降、传导阻滞直至心搏停止。

2.高敏反应

使用小量的局部麻醉药，患者用量尚未达到常用量就显出毒性反应的征象，这就是高敏反应，是个体对药物用量存在差异。

3.特异质反应

特异质反应是指个体对某些药物特有的异常敏感性，但与药物固有药理作用基本一致，反应严重度与剂量成比例，药理拮抗药救治可能有效。接受小剂量局部麻醉药即可出现严重毒性反应,对某种局部麻醉药有特异性反应不应再使用此药。

4.变态反应

变态反应一般少见,多见于酯类局部麻醉药,而酰胺类药物较罕见。轻者出现皮疹、水疱、荨麻疹、血管神经性水肿、关节痛、痒感等,重者出现哮喘样发作、支气管痉挛、血压下降或心脏骤停。对普鲁卡因过敏的人,对其他酯类药物如丁卡因、氯普鲁卡因也可过敏,但这类患者对酰胺类药物如利多卡因可能不发生反应。

5.神经毒性

永久性神经损害发生率为 0.02%～0.07%,部位麻醉后的疼痛和麻木应引起重视。局部麻醉药应用于椎管内或周围神经阻滞,由于其主要作用于神经纤维或脊髓初级神经元,因此局部麻醉药神经毒性的表现主要以神经纤维或脊髓初级神经元的损伤为主。局部麻醉药存在直接或间接的神经毒性作用,与局部麻醉药的浓度、溶质度、接触时间及手术体位与器械等因素有关。神经损害程度呈局部麻醉药浓度依赖性,其浓度越高,损害程度越重,直至运动、感觉功能永久性丧失。暂时性神经病学综合征(transient neurological syndrome,TNS)多见于麻醉过程平稳顺利的蛛网膜下腔阻滞和硬膜外腔阻滞,发生率可达 8.1%。感觉异常或敏感系主要症状,多发于躯干下部,即臀、股、腿等处,多为双侧(亦可为单侧),以持续固定性、痉挛性、放射性烧灼样疼痛为主要症状,可沿下肢放射,轻重程度不一。持续时间一般在蛛网膜下腔阻滞完全恢复后 24 小时内,少数可 2～5 天甚至 10 天,此症状类似于硬膜外腔血肿或脊神经根损伤,早期鉴别诊断有一定困难。马尾神经综合征常见于蛛网膜下腔或硬膜外腔阻滞后,尤其前者更为多见。其发病率远不如 TNS 高,临床症状为椎管内阻滞恢复后持续性肛周、骶尾区、阴囊与阴茎(大阴唇)、双或单侧下肢麻木、感觉减退;紧张性尿失禁或排尿困难、重者大小便完全失禁;双侧股四头肌或下肢肌肉无力,病程 5 个月至1 年,甚至为永久性。

三、常用局部麻醉药

(一)普鲁卡因

普鲁卡因,又名奴佛卡因,化学名 4-氨基苯甲酸-2-(二乙氨基)乙酯,是一种弱效、短效但毒性小的酯类局部麻醉药。它的麻醉效能较弱,黏膜穿透力很差,故不用于表面麻醉。主要用于浸润麻醉、腰麻和四肢局部静脉麻醉。用于浸润麻醉,溶液浓度多为 0.25%～0.5%,神经传导阻滞时用 1%～2%溶液,成人一次限量为 1 g。用 5%溶液作腰麻时,1 次量不宜超过 0.15 g,用于四肢的局部静脉麻醉,0.5%溶液 40～150 mL。

普鲁卡因进入体内吸收迅速,很快分布,维持药效为 30～60 分钟。大部分与血浆蛋白结合,并蓄积在骨骼肌、红细胞等组织内,当血浆浓度降低时再分布到全身。在血循环中大部分迅速被血浆中假性胆碱酯酶水解,生成对氨基苯甲酸和二乙氨基乙醇,前者 80%以原形和结合型经肾脏排出,后者仅有 30%经肾脏排出,其余经肝酯酶水解,进一步降解后随尿排出。本品易通过血-脑屏障和胎盘。其代谢产物对氨苯甲酸有对抗磺胺类药物的作用,使用时应注意。可有高敏反应和变态反应,个别患者可出现高铁血红蛋白症。

(二)氯普鲁卡因

氯普鲁卡因化学名称为 4-氨基-2-氯苯甲酸-2-(二乙氨基)乙酯,属苯甲酸酯类的局部麻醉药,在普鲁卡因的对氨基苯甲酸的二位上用氯原子取代而得来的,故又名 2-氯普鲁卡因。这种化学修饰使其麻醉起效加快,效能比普鲁卡因强 2 倍,代谢速度比普鲁卡因快 5 倍。与利多卡因相似,穿透力强,作用迅速,持久,毒性小。氯普鲁卡因作用开始快(通常 6～12 分钟),麻醉持续时间达 60 分钟。肝肾疾病、肾上腺素的添加、影响尿 pH 的因素、肾血流量、给药途径和患者的年龄,都能显著改变局部麻醉药的药动学参数。体外试验氯普鲁卡因的血浆半衰期,成人男性为(21±2)秒,成人女性为(25±1)秒,新生儿为(43±2)秒。氯普鲁卡因在血浆中被假胆碱酯酶迅速代谢,使其酯键水解,水解后产生 β-二乙胺基乙醇和 2-氯-4-氨基苯甲酸。氯普鲁卡因及其代谢产物主要经肾脏排泄,尿量和影响尿 pH 值的因素影响其尿排泄。

临床用于各种手术麻醉:①浸润麻醉,0.5%～1%;②硬膜外麻醉,2%;③臂丛神经阻滞,2%;④蛛网膜下腔神经阻滞,5%。推荐最大安全剂量:加入肾上腺素(1:200 000)时,一次最大剂量为 14 mg/kg,总剂量不超过 1 000 mg;不加入肾上腺素时,一次最大剂量为 11 mg/kg,总剂量不超过 800 mg。

(三)丁卡因

丁卡因化学名为 4-(丁氨基)-苯甲酸-2-(二甲氨基)乙酯盐酸盐。是一种强效、长时效的酯类局部麻醉药。本品药效强度为普鲁卡因的 10 倍,毒性也比普鲁卡因高 10 倍,毒性反应发生率也比普鲁卡因高。本品进入血液后,大部分和血浆蛋白结合,蓄积于组织中,骨骼肌内蓄积量最大,当血浆内的浓度下降时又释放出来。本品大部分由血浆胆碱酯酶水解转化,经肝代谢为对氨基苯甲酸与二甲氨基乙醇,然后再降解或结合随尿排出。

丁卡因黏膜穿透力强,适用于表面麻醉、神经阻滞、腰麻及硬膜外阻滞,一般不用于局部浸润麻醉。药液浓度及用量按用途分别如下:①硬膜外阻滞,常用浓度为 0.15%~0.3%溶液,与盐酸利多卡因合用,最高浓度为 0.3%,一次常用量为 40~50 mg,极量为 80 mg。②蛛网膜下腔阻滞:常用其混合液(1%盐酸丁卡因 1 mL 与 10%葡萄糖注射液 1 mL、3%盐酸麻黄碱 1 mL 混合使用),一次常用量为 10 mg,15 mg 为限量,20 mg 为极量。③神经传导阻滞:常用浓度 0.1%~0.2%,一次常用量为 40~50 mg。④黏膜表面麻醉:常用浓度 1%。成人一次限量表面麻醉 40 mg、神经阻滞为 80 mg。

(四)利多卡因

利多卡因又名赛罗卡因,化学名称:N-(二氯二甲苯基)-2-(二乙氨基)乙酰胺盐酸盐,是中等效能和时效的酰胺类局部麻醉药。它的组织弥散性能和黏膜穿透力都很好,可用于各种局部麻醉方法,但使用的浓度不同。注射后组织分布快而广,能透过血-脑屏障和胎盘。本品麻醉强度大、起效快、弥散力强,药物从局部消除约需 2 小时,加肾上腺素可延长其作用时间。大部分先经肝微粒酶降解为仍有局部麻醉作用的脱乙基中间代谢物单乙基甘氨酰胺二甲苯,毒性增高,再经酰胺酶水解,经尿排出,约 10%以原形排出,少量出现在胆汁中。

利多卡因最适用于神经阻滞和硬膜外阻滞。成人一次限量表面麻醉为 100 mg,局部浸润麻醉和神经阻滞为 400 mg。反复用药可产生快速耐药性。

(五)布比卡因

布比卡因,又名丁吡卡因,化学名称:1-丁基-N-(2,6-二甲苯基)-2-哌啶甲酰胺,是一种强效和长时效酰胺类局部麻醉药。麻醉时间比盐酸利多卡因长 2~3 倍,弥散度与盐酸利多卡因相仿。本品血浆蛋白结合率约 95%。它与血浆蛋白结合率高,故透过胎盘的量少,较适用于产科的分娩镇痛,浓度为 0.125%以下。大部分经肝脏代谢后经肾脏排泄,仅约 5%以原形随尿排出。常用于外周神经阻滞和椎管内阻滞,极少用于局部浸润麻醉。一般在给药 5~10 分钟作用开始,15~20 分钟达高峰,作用时间为 4~6 小时。成人一次限量为 150 mg。毒性较利多卡因大 4 倍,使用时应注意其心脏毒性,其引起循环衰竭和惊厥比值较小(CC/CNS=3.7±0.5),心脏毒性症状出现较早,往往循环衰竭与惊厥同时发生,一旦心脏停搏,复苏甚为困难。

(六)左布比卡因

左布比卡因,化学名 S-(一)-1-丁基-N-(2,6-二甲基苯基)-哌啶-2-甲酰胺,是布比卡因的左旋镜像体。左布比卡因与布比卡因具有相似的效能,而心脏毒性和中枢神经系统毒性均显著低于布比卡因,在离体灌注兔心脏上左旋布比卡因的毒性比同浓度的布比卡因低 3~4 倍。成人用于神经阻滞或浸润麻醉,常用浓度 0.5%~0.75%,每次最大剂量 150 mg。

左布比卡因药动学曲线符合二室开放式模型。硬膜外给药后约 30 分钟血药浓度达峰值,剂量为 150 mg 时平均 C_{max} 达到 1.2 $\mu g/mL$,本品在血药浓度为 0.1~1 $\mu g/mL$ 时,约有 97% 与血浆蛋白结合,在 0.01~0.1 $\mu g/mL$ 与人的血细胞结合为 0~2%,在血药浓度为 10 $\mu g/mL$ 时与血细胞结合增加到 32%。静脉给药后,左布比卡因分布容积为 67 L。在体内生物半衰期为 3.3 小时,血浆清除率为 39 L/h,血浆消除半衰期为 1.3 小时。左旋布比卡因在肝脏经 CYP3A4、1A2 酶广泛代谢,代谢产物主要经尿排出(>70%),尿液中未见药物原形,大部分(>95%)在 48 小时完全清除。大部分局部麻醉药能排泄入母体乳汁中,哺乳期妇女用本品时需注意。

眼耳鼻咽喉头颈外科的麻醉

第一节 眼科手术的麻醉

通常情况下,视觉信息占人类全部信息接受量的80%以上,视觉功能的重要性也就不言而喻。眼科手术尽管手术范围局限,但眼眶区内血管神经丰富,结构复杂,手术操作精细,这些都对眼科手术麻醉提出特殊的要求。而且,眼科手术麻醉还要考虑到患者全身情况,如老年人常合并心血管和代谢性疾病,婴幼儿常合并先天性或者代谢障碍性疾病。麻醉前应注意全身性疾病的进展状况,重要脏器功能的受损程度,做好围术期相应处理,才能防止术中意外的发生。

根据手术部位的不同,眼科手术分为内眼和外眼手术。需切开眼球者属内眼手术,不需切开眼球者属外眼手术。

一、眼科手术麻醉的特点

眼内压和眼心反射是内眼和外眼手术所涉及的两个重要问题,与麻醉关系极为密切。眼科的一些疾病是全身疾病在眼部的表现。而眼科围术期用药又常干扰患者的正常生理,均需特别引起重视。

(一)眼内压与房水

房水是保持眼内压和运送氧、葡萄糖和蛋白质以营养晶体的主要系统。眼内压为房水、晶状体和玻璃体等眼球内容物作用于眼壁的、超过大气的压力,简称眼压。眼内压正常值为(2.13 ± 0.67)kPa$[(16\pm5)$mmHg$]$,保持眼压接近正常水平可维持适当的眼屈光。眼压随脉搏和呼吸产生的波动在0.4 kPa(3 mmHg)以内。正常情况下,房水的生成与排出率及眼眶内容物(晶状体、玻璃体、房水和血液)的容积处于动态平衡。眼内压慢性升高,干扰眼内血供和角膜代谢,可引起角膜混浊和视网膜血流减少;眼内压急剧升高可严重影响眼内血供,有发生眼内容物脱出、压迫视神经的危险;而眼压降低则增加视网膜脱离和玻璃体出血的发生率。

麻醉过程中,凡影响房水循环、眼脉络膜血容量、中心静脉压、血压、眼外肌张力等的因素均可影响眼压。胆碱能阻滞药及交感胺类血管活性药均有散瞳作用,使虹膜角膜间隙受压,升高眼内压;去极化肌松药琥珀胆碱可使眼外肌纤维成束收缩,增加脉络膜血容量和房水生成,导致眼压急剧升高;氯胺酮使眼外肌张力增高,增加交感神经张力,升高眼压和颅内压,并引起眼球震颤;安定类镇静药使闭角型青光眼患者房水流出通道受阻,升高眼压。大多数静脉全麻药和镇静药、麻醉性镇痛药、神经安定药等均有不同程度的降低眼压作用。含氟吸入麻醉药通过抑制中枢神经系统改善房水循环,松弛眼外肌,降低眼压。静脉注射异丙酚 1 mg/kg 降低眼压作用显著,尤其对已有眼压增高者。

麻醉中的操作和管理也直接影响眼压。全身麻醉时,患者经历由清醒至麻醉与术毕由麻醉转至清醒、保护性反射由抑制至恢复的过程。其中使眼压增高的因素有麻醉过浅、呛咳、躁动、血压升高、呼吸道不通畅、呼吸阻力增大、动脉血二氧化碳分压升高、头低位以及任何使颅内压增高的因素。

(二)眼心反射

眼心反射是在压迫、刺激眼球或眼眶,牵拉眼外肌引起的心动过缓或其他心律失常。眼心反射是一种三叉神经-迷走神经反射,刺激由三叉神经的睫状长、短神经传至睫状神经,经三叉神经眼支再传至半月神经节和第四脑室底部的三叉神经感觉核;传出支则为迷走神经心支从而减弱心肌收缩力及影响心脏传导系统。

眼心反射在全麻与局麻中均可发生。产生心动过缓的个体差异较大,有的患者可在心电图上无明显变化,而严重者心率减慢可达基础值的 50% 以上,甚至心跳骤停。小儿较老年人常见。患者焦虑不安、全身麻醉过浅、缺氧或高碳酸血症以及迷走张力增加时,眼心反射加重。需要特别注意的是首次刺激引起的眼心反射最显著,且刺激强度越大,越易发生。

术前应用阿托品可减少眼心反射的程度,但对年长者不明显。球后阻滞的预防作用并不可靠。眼心反射一旦出现,应暂停手术刺激,加深麻醉,保证足够通气,即可终止眼心反射,若严重心动过缓仍持续存在,可静脉注射阿托品纠正。

(三)眼科用药的全身作用

眼科围术期用药常干扰患者正常生理,如散瞳药与缩瞳药不仅具有局部效果,且作用于自主神经,对全身循环、呼吸系统功能产生影响,与麻醉药和(或)肌松药可产生相互作用。阿托品等扩瞳药或噻吗心安等缩瞳药吸收后可引起全身反应。治疗青光眼的 β 受体阻滞药可引起心动过缓、低血压;肾上腺素可导致心动过速、室性期前收缩等。青光眼患者为降低眼压而长期服用乙酰唑胺,可引起低血钾和代谢性酸中毒,围术期需注意纠正。甘露醇使血浆胶体渗透压升高、组织脱水,心功能不全者慎用。

眼局部用药经鼻泪管流入鼻腔,可被鼻黏膜迅速吸收,产生全身作用;眼部手术局部用药的药液浓度高,有些药物仅几滴就已超过全身用药的最大剂量。因而在年老体弱和小儿,眼科局部用药吸收后易致药物过量中毒。控制眼科局部用药的浓度和总量,以及用药后压迫内眦 1～2 分钟以防药液流入鼻腔而吸收,可预防眼科局部用药的吸收所引起的全身作用。

(四)眼科手术的基本要求

不同的眼科手术对麻醉的要求不同。外眼手术麻醉的重点在于完善的止痛、预防眼心反射,内眼手术则为防止眼压升高和保持眼压稳定。

显微外科的发展使得眼科手术已较以前更为精细和复杂。对于合作的成年患者虽然相当部分手术可以在局部麻醉下施行,但局部麻醉难以克服患者的紧张焦虑心理。而且局麻镇痛效果有限,所以近年来靶控模式下的镇静镇痛受到欢迎和重视。对于复位困难的视网膜脱离手术,术毕要求立即或尽可能短时间内改为俯卧位,以提高复位手术的成功率。常规全麻似乎难以达到此要求,而靶控模式下的镇静镇痛在一定程度上显示出其优越性。

二、麻醉选择

(一)术前访视

眼科患者因视力障碍或已失明,术前多紧张焦虑,术前访视应认真解释,取得患者的信任和合作,还应注意和眼科医师相互沟通,做好必要的术前准备。

眼科麻醉应注意患者的全身情况以及先天性或代谢性的合并症,有些眼科疾病实质上是全身性疾病在眼部的病理表现,如高半胱氨酸尿、Marfan 综合征、重症肌无力、甲状腺功能亢进、糖尿病和高血压等。眼科患者中,老年和小儿患者所占的比例大,老年患者常合并呼吸循环或内分泌系统疾病,小儿患者常伴有先天性疾病。术前访视应掌握这些眼部疾病和全身疾病的用药情况,充分估计这些药物的药理特性和可能发生的药物相互作用。麻醉医师应在充分掌握眼科疾病生理病理、解剖和药理等特点的基础上,结合全身状况,全面考虑麻醉方案。

(二)麻醉前用药

眼科麻醉前用药目的是为了消除患者的焦虑,抑制呼吸道黏膜腺体和唾液分泌,还要考虑减少麻醉中自主神经反射,减少恶心呕吐,维持稳定的眼内压。眼科术前用药包括抗胆碱药、镇静镇吐药、麻醉性镇痛药和神经安定药,麻醉前用药的种类应根据患者的具体病情需要而定。

麻醉前用药剂量的抗胆碱药不会对眼压产生明显影响。阿托品不仅可有效地抑制呼吸道分泌,还可预防和治疗眼心反射引起的心动过缓,肌内注射阿托品的维持时间大概为 60 分钟。安定具有良好的抗焦虑、遗忘和中枢性肌松作用,并能对抗氯胺酮的兴奋作用,尽管可引起瞳孔扩大,如控制其用量在 10 mg 以内,一般不会使眼压升高。咪达唑仑起效快,半衰期短,肌内注射剂量 0.07~0.1 mg/kg,效果满意。麻醉性镇痛药哌替啶、吗啡有良好的镇静镇痛作用,但易致恶心呕吐,仅适用于疼痛剧烈的患者,使用时可与镇吐药物合用,以减少恶心呕吐的发生。1 岁以内婴儿可只用阿托品。

(三)麻醉选择

1.局部麻醉

眼部神经支配涉及第Ⅱ至第Ⅵ对脑神经和自主神经系统。眼肌由第Ⅲ、Ⅳ、Ⅵ对脑神经支配。眼球的感觉神经来自三叉神经,传导疼痛等躯体感觉。副交感神经节后纤维(源于动眼神经内脏运动纤维)支配瞳孔括约肌和睫状肌,交感神经节后纤维支配瞳孔开大肌。

局部麻醉包括表面麻醉、结膜下浸润、球后阻滞和球周阻滞。成人外眼手术和简单的内眼手术均可在局部麻醉下进行,如眼睑成形术、晶体摘除、脉络膜角膜移植、周围性虹膜切除等,均可在局部浸润和球后视神经阻滞下完成。

(1)表面麻醉:角膜化学烧伤处理、角膜或结膜表面的异物取出、结膜裂伤缝合,均可选用表面麻醉,间或辅助神经阻滞麻醉。常用 0.25%~1%盐酸丁卡因溶液滴入结膜囊,1~3 分钟内起效,效果可持续 1~2 小时。给药后 30 秒内出现轻度球结膜充血,无扩大瞳孔与收缩血管作用,对角膜无明显影响,但高浓度的丁卡因可引起角膜上皮脱落。角膜损伤后,丁卡因吸收迅速,虑及该药毒性较大,可使用 2%利多卡因溶液。手术中不宜用表面麻醉剂湿润角膜,以免损伤角膜上皮。

(2)上直肌鞘浸润麻醉:在做上直肌牵引线时,用于防止疼痛反应。方法:患者向下注视,暴露上半部眼球,针尖于角膜缘后 7~8 mm 穿过结膜和筋膜囊旁注射 0.5～1 mL 局麻药。注意不可穿通肌肉,以免发生血肿。

(3)球后阻滞麻醉:球后麻醉是将麻醉药物直接注入肌椎内,以阻滞睫状神经节和睫状神经的麻醉方法。此方法可使眼球完全麻醉,眼外肌松弛,并降低眼内压。睫状神经节位于眶尖,距视神经孔约 10 mm 处,在眼动脉外侧,外直肌和视神经之间,紧贴视神经。睫状神经节节后有 3 个根:长根为感觉根;短根为运动根,含有至虹膜括约肌、括约肌、睫状肌的纤维;交感根来自颈内动脉的交感神经丛,并与长根合并,含有至瞳孔开大肌与收缩眼血管的纤维。睫状神经节向前发出睫状短神经,6～10 支,在视神经周围穿过巩膜,在巩膜与脉络膜之间向前分布于虹膜、睫状体和角膜。

球后阻滞的方法:患者平卧,嘱其向鼻上方注视,皮肤消毒后,用 5 号针头(不能过于尖锐),由眶下缘中外 1/3 交界处先平行眶底垂直向后进针至赤道部,然后转向球后,从外直肌与下直肌之间缓缓推进,在肌椎内直达球后。针尖斜面朝向眼球,进针深度不得超过 35 mm,使针尖恰好位于睫状神经节和眼球后壁之间,回抽无血时,注入局麻药 2.5～3 mL。出针后,嘱患者闭合眼睑,并轻轻下压眼球片刻,以预防出血,也有利于局麻药物扩散及降低眼压。

球后阻滞成功的体征:上睑下垂,眼球固定,轻度外斜,角膜知觉消失,瞳孔扩大,虹膜、睫状体及眼球深部组织均无痛觉,由于眼外肌张力的减低,眼压也相应地降低。

球后麻醉的并发症:①球后血肿。其发生率多报道为 1%～3%,因球后注射损伤血管所致。如刺破静脉则出血比较缓慢,应立即用手掌压迫眼球,一般压迫 1 分钟后放松 10 秒钟,直到出血停止。继续压迫 5 分钟左右,待眼睑松弛后,仍可继续手术。如为动脉出血,则眼眶压力迅速增高,眼球突出,眼睑紧闭,必须暂停手术,压迫止血并用绷带包扎,待 2～3 天后根据情况再行手术。最严重者可因眼眶压力增高导致视网膜动脉阻塞,最后发生视神经萎缩。为避免球后出血,必须熟练掌握球后注射技巧,同时不宜选用过细、过锐的穿刺针头。②局麻药所致暂时性黑。可发生于球后注射局麻药后即刻或数分钟内。先出现眼前发黑,然后黑。眼部可见上睑下垂,瞳孔开大,眼底正常或出现视网膜中央动脉痉挛,视神经、视网膜缺血等表现。发生的原因可能是局麻药的直接作用,造成视网膜中央动脉或视神经动脉分支痉挛。对于青光眼晚期视野已呈管状者,更易出现以上症状。一旦发生黑应立即按视网膜中央动脉阻塞处理,吸入亚硝酸异戊酯 0.2 mL,3～5 分钟后便可出现光感。若不加处理,30～60 分钟也可出现光感,约数小时后随麻醉作用消失,视力逐渐恢复。③局麻药引起呼吸抑制。局麻药注入后快速渗入视神经周围硬膜下间隙,进入脑桥及中脑部,因此在循环系统受累之前就可出现呼吸停止和意识丧失。该并发症虽然很少发生,但病情紧急。关键是及时发现,控制气道,进行人工呼吸,直至恢复。④刺破眼球引起视网膜剥离和玻璃体出血。⑤严重心律失常和眼心反射。

(4)球周麻醉:80年代以来,球周麻醉被推广应用。

球周麻醉的方法:嘱患者睁眼不动,用25 mm长的针头,分别于眶上缘内1/3与中外2/3交界处及眶下缘外1/3与中内2/3交界处为注射点。先作皮下注射0.5 mL局麻药浅表浸润,以防进一步操作引起疼痛,然后将针尖斜面朝向眼球,从注射点垂直进针,沿眶缘刺入25 mm,接近眶底,回吸无血,上下分别缓慢注入局麻药2～4 mL,注药后10～15分钟,可阻滞Ⅲ～Ⅵ颅神经末梢及睫状神经节,使眼外肌麻痹,产生与球后麻醉相同甚至更完善的镇痛。

球周麻醉的优点:①不易损伤眼外肌及附近组织,注射针距离眼球、视神经、视神经鞘膜及视神经孔较远,较球后麻醉更安全;②减少刺破血管出血的机会;③注射时疼痛不适较轻;④不易引起后部眶压增高;⑤一般不会发生黑现象。

球周麻醉的并发症:尚未发现有严重的并发症。由于注入的局麻药量较大,可引起球结膜水肿、皮肤淤血、早期上睑下垂、眼外肌麻痹等。

(5)面神经阻滞麻醉:面神经阻滞麻醉是一种对面神经眼睑分支的阻滞麻醉。可消除眼轮匝肌和其他面部肌肉的运动,抑制由于瞬目反应引起的眼内压升高。

VanLint法:是对眶缘部面神经的末梢分支(额支和颧支)阻滞的麻醉方法。具体操作是距外眦部1 cm眶缘侧皮肤进针达眶骨骨面,注入少量局麻药,然后沿眶外上缘推进到略越过眶上缘中央部,在进针和退针时注入局麻药2 mL。退针到原刺入点皮下时,将针转向眶外下缘,沿骨面推进直到眶下缘中央处,同样注入局麻药2 mL,出针后加压按摩。注意在注射局麻药时,针尖需深达骨膜,勿接近睑缘。否则麻醉剂会扩散至眼睑皮下,引起弥漫性肿胀,使睑裂变窄,不仅影响麻醉效果,而且影响手术操作。

O'Brien法:是在下颌骨髁状突处对面神经主干的上支进行阻滞的方法,可达到麻醉眼轮匝肌的目的。具体操作为,首先确定准确的注射点。嘱患者张口、闭口动作,此时在耳屏前可触到下颌骨髁状突滑动,从髁状突和颧弓的交角处垂直刺入1 cm深至骨面,回吸无血,注入局麻药2 mL,不可将局麻药注入关节腔内。

Atkinson法:本法主要是对面神经主干和部分末梢阻滞的方法。具体操作为,于经过外眦稍后的垂直线与颧骨下缘交界(即眶下角)处进针,深达骨膜后向顶端方向平行于眶外缘,越过颧骨弓,直达耳郭上方。边进针边注射局麻药 2 mL,直至眶下缘中部。

2.静吸复合全麻

手术中患者头部被无菌单覆盖,麻醉医师很难直接接近面部。因而,术中应维持呼吸道通畅;气管插管应妥善固定,麻醉机和气管导管的连接必须可靠;术中应密切监测患者的 ECG、血氧饱和度、脉搏、血压等指标,发现状况及时处理。

常用的麻醉诱导药物为起效迅速的静脉麻醉药、强效止痛药和肌肉松弛剂。巴比妥类镇静催眠药、麻醉性镇痛药均可使眼内压下降 $10\%\sim15\%$。异丙酚降低眼压的效果明显大于硫喷妥钠,尤其对已有眼压增高的患者,降眼压的效果更为明显。肌肉松弛剂首选非去极化类,如维库溴铵、阿曲库铵等。去极化肌松剂琥珀胆碱会升高眼内压,注射前使用小量非去极化肌松剂防止或减轻肌颤的效果并不确切。挥发性吸入麻醉药氟烷、安氟醚、异氟醚及七氟醚均有降低眼压作用。

静吸复合全麻的可控性较强,诱导及苏醒迅速。麻醉诱导及维持时均应力求眼内压平稳,避免呛咳和躁动,使用氧气面罩时位置应得当,不得压迫眼球。麻醉管理中应注意全麻深度要足够,术中要维持眼眶肌、眼外肌群松弛,避免缺氧和二氧化碳蓄积,以及静脉淤血。

3.异丙酚全凭静脉麻醉

异丙酚静脉注射 $1.5\sim2.5$ mg/kg,2 分钟后血药浓度达峰值。异丙酚代谢迅速,即使连续静脉注射 6 小时,停药后 15 分钟血药浓度即可降低 50%,这一快速的代谢清除率使之具有十分突出的清醒迅速而完全的优点。异丙酚降低眼内压的作用明显大于硫喷妥钠,尤其对于已有眼内压增高的患者。其不良反应表现在该药快速大剂量静脉注射时(>2.5 mg/kg)可引起血压下降和呼吸抑制,对心率影响则不明显。

异丙酚与瑞芬太尼及中短效非去极化肌松剂如维库溴铵或阿曲库铵联合应用,构成一组比较理想的全凭静脉麻醉药物组合,配合气管插管或喉罩通气,适用于手术时间较短的内眼手术。

麻醉维持可用异丙酚分次注射和微量泵持续静脉给药法。分次注药法血药浓度波动较大。目前多用静脉持续输注法。根据其药动学和药效学设计出的计算机控制给药系统,即为靶控输注(TCI)技术,可实现血药浓度与效应室浓度的动态平衡。TCI 系统通过药动学模型及其参数控制药物的输注速率,维持过程中,不断计算维持中央室浓度所需的维持速率,以补偿药物的清除和再分布。能快速达到并维持于目标血药浓度,维持稳定的麻醉状态。增加脑电 BIS 值或 EEG 监测,可以更好的维持患者的麻醉深度在所需的水平。对于短小眼科手术,异丙酚靶控镇静和局部阻滞的结合,无须气管插管,通过 EEG 的反馈调节麻醉深度,即可满足手术需要。

4.氯胺酮静脉麻醉

氯胺酮具有良好的镇痛作用,咽部的保护性反射依然大部分存在,对自主呼吸基本不抑制,特别适用于手术时间较短,要求镇痛良好,又不需控制呼吸的病例,所以较常用于小儿的眼科全身麻醉,而无须气管插管。麻醉过程中,必须保持呼吸道通畅,加强呼吸管理,密切观察患者的通气和氧供,及时排除潜在问题。应用氯胺酮时首次剂量 $1\sim2$ mg/kg,术中要注意临床体征的多样化和清醒期的并发症。

氯胺酮麻醉的缺点是升高眼压、颅内压和血压及精神症状,目前已较少单独应用。禁忌单纯使用氯胺酮用于内眼手术。为克服氯胺酮的缺点,近年来常将异丙酚与氯胺酮合用,后者仅使用亚临床麻醉剂量(0.5 mg/kg),可以有效抑制眼压升高,减少精神症状的发生。此外,氯胺酮与利多卡因合用或与咪达唑仑合用的临床应用也有报道。

5.眼科麻醉进展

(1)喉罩的应用:大多数眼科浅表手术如白内障吸取、人工晶体植入、青光眼手术、角膜移植、眼睑成形、眼肌和虹膜等常见手术,不需要术中使用肌松剂控制呼吸,但要求麻醉清醒迅速完全。眼底手术恢复期尤其需要尽量平顺,手术后需要尽快改为特殊体位(如俯卧位),以提高视网膜复位手术的成功率。气管内插管操作刺激较大,术中需维持较深的麻醉,而术毕时减浅麻醉、拔管时呛咳和头部运动均会导致眼内压升高,不利于内眼手术。喉罩则可在保留自主呼吸时插入,操作简便,也不会发生气管插管所致的明显血流动力学改变。浅麻醉下患者即可良好耐受,轻度变换体位时也不会诱发咳嗽反射。

近年来,喉罩为临床麻醉吸入给药和呼吸管理提供了新的手段。与面罩相比,喉罩更接近声门,不受上呼吸道解剖特点的影响,因此对通气的管理更加确实可靠。与气管插管相比,喉罩不会对喉头、气管造成损伤,操作简便。无论患者自主呼吸还是行辅助或控制呼吸均能经喉罩施行。由于对咽喉部刺激轻,因此对循环功能的影响也很小。

通过喉罩维持通气时,仍需注意检查通气效果,监测 $P_{ET}CO_2$、SpO_2 或血气,必要时给予辅助通气。气管插管时,呼吸道可完全隔离,而喉罩依靠充气后在喉头形成不耐压的密封圈与周围组织相隔离,因而通气时气道内压不宜超过 20 cmH$_2$O,否则易发生漏气以及气体进入胃内。

使用喉罩时要注意下列问题:①饱胃或胃内容物残余的患者禁忌使用;②严重肥胖或肺顺应性低的患者,应用喉罩行辅助或控制呼吸时,由于需要较高(>20 cmH$_2$O)的气道压,易发生漏气和气体入胃,诱发呕吐,故应列为禁忌;③存在潜在呼吸道梗阻的患者,如气管受压、气管软化、咽喉部肿瘤、脓肿、血肿等禁忌使用喉罩。特殊体位,如俯卧位手术患者不宜使用;④浅麻醉下置入喉罩易发生喉痉挛,应予避免;⑤置入喉罩后不得做托下颌的操作,否则将导致喉痉挛或位置移动,术中应密切注意有无呼吸道梗阻;⑥呼吸道分泌物多的患者,不易经喉罩清除。

(2)监测下麻醉管理(MAC)与镇静术的应用:复杂的内眼手术过去均需在气管插管下完成。术毕清醒时间长,潜在风险较大。近年来,激光、玻璃体切割等技术的应用和完善使眼科手术的时间大大缩短,手术刺激也相应减少。因此,相当种类的手术可在局麻下完成。局部麻醉虽可完成手术,但不能消除患者的恐惧和焦虑。局麻辅以镇静术可以减轻患者的恐惧和焦虑,镇痛良好而相对安全。目前,ASA 将麻醉科医师参加的从术前评估、制订麻醉计划到指导给药达到所需程度的镇静或对局麻患者监护,随时处理紧急情况称为监测下麻醉管理(monitored anesthesia care,MAC),以强调麻醉安全。

镇静镇痛给药必须是渐进性的,在患者舒适和安全之间获得满意的平衡,防止镇静过深,同时对呼吸、循环系统的变化持续监护,否则难以保证患者安全。如需逆转过深镇静,可用相应拮抗药。

部分眼科手术操作在局麻完善的基础上,MAC 可获得满意效果。成年人可用氟哌利多 10 μg/kg 加芬太尼 1 μg/kg 静脉注射为首次量,此后不再应用氟哌利多,仅以芬太尼 0.008～0.01 μg/(kg·min)静脉注射维持。这一方法镇静镇痛效果较好,但顺行性遗忘欠佳。咪达唑仑首次量 25～60 μg/kg 静脉注射,0.25～1.0 μg/(kg·min)静脉注射维持,或异丙酚首剂量 0.5～1 mg/kg 静脉注射,10～50 μg/(kg·min)静脉注射维持,可维持良好镇静。术中与患者保持语言联系,随时了解镇静程度,调整注药速度,可取得完善的镇静遗忘和心理保护作用。如果给予 EEG 监测,能更好地判断患者的镇静程度。

(3)七氟烷的应用:婴幼儿由于解剖生理特点,胸廓小,胸骨软,深吸气或哭泣时,下胸部易呈凹陷。尤其 6 个月以内婴儿牙齿尚未长出,上下颌缺乏支架,舌大而厚,常紧贴上腭。麻醉过程中,其鼻咽部易为舌所阻,加重呼吸道阻塞。

婴幼儿颈部短而软,扁桃体及腺样体常较肥大,而鼻腔、喉及气管较细小,呼吸道分泌旺盛,易发生呼吸道梗阻。婴儿的外周静脉穿刺和固定较困难。若选用基础麻醉,常发生术中麻醉偏浅,术后镇静过度等情况。

选用七氟烷-氧化亚氮-氧半紧闭吸入麻醉诱导,通过喉罩辅助通气,以吸入麻醉维持,可使麻醉的安全性和可靠性得到很大提高。一般经口盲探插入 1 号或 2 号喉罩,置入困难者可用喉镜辅助,到位后套囊充气,妥善固定。继续吸入七氟烷-氧化亚氮-氧以维持麻醉,根据患者及手术情况调节流量和七氟烷吸入浓度。术毕停用吸入麻醉药物,以纯氧大流量冲洗,患者在数分钟内即可清醒,拔出喉罩。这一麻醉方法中,应注意氧化亚氮易进入体内任何含气腔隙的特性,某些内眼手术会在玻璃体内注入气体,氧化亚氮的吸入和排出会影响眼内压。这时通常也可单纯吸入七氟烷,镇痛药物则给予亚麻醉剂量的氯胺酮或者麻醉性镇痛药物。

三、常见眼科手术的麻醉处理

(一)斜视矫正术的麻醉处理

现在认为斜视患儿接受手术的年龄越早越好。通常手术时间约为 1 小时。气管插管或喉罩通气,静吸复合全麻或全凭静脉麻醉均可。在可靠的呼吸道管理下,也可使用氯胺酮间断静脉注射,不做气管内插管或喉罩通气。采用氯胺酮时辅以利多卡因或异丙酚则可获得更平稳的效果。此类手术的麻醉需注意以下问题。

(1)斜视患儿可合并其他先天性疾病,如大脑麻痹、脊膜膨出等中枢神经系统疾病。

(2)斜视矫正术由于牵拉眼肌,特别是内直肌时易引起眼心反射,术前可用足量阿托品加以预防。术中监测心电图,一旦发生严重的心动过缓或其他严重心律失常,应暂停手术并作相应处理。

(3)斜视和眼睑下垂的患儿容易出现恶性高热,恶性高热患者常有局限性骨骼肌无力或者其他骨骼肌异常。如术中出现心动过速,呼吸频率加快,呼气末 CO_2 分压增高,无法以麻醉过浅加以解释时,伴有体温上升迅速,15 分钟内增高 0.5 ℃以上者,必须警惕恶性高热。恶性高热越早诊断越好,并立即治疗。首先立即停用所有触发恶性高热药物,用纯氧过度换气,更换麻醉机和钠石灰,立即应用坦屈洛林,该药是逆转恶性高热关键性用药。如 10 mg/kg 无反应,可用到 20 mg/kg,直到病情稳定,再加上强有力降温措施,纠正酸中毒,治疗高血钾,维持尿量不少于每小时 1 mL/kg。待病情稳定后转送 ICU 继续治疗。

（4）眼肌手术后易发生恶心呕吐，是由眼胃反射所致，氟哌啶和甲氧氯普胺有预防作用。

（二）眼外伤患者的麻醉处理

随着医学技术的进步，有关眼外伤的观点和治疗在不断改进，治疗效果取得了明显的进步。眼科医师已不满足于单纯保存眼球，而是争取进一步恢复视力。80 年代以来最重要的技术进步是早期控制感染、显微手术的普及和玻璃体切割术的临床应用，这些技术进步使眼外伤急诊手术较以前更为精细和多样。麻醉专业技术的发展与之相结合，促进了整体诊疗水平的提高。

1.普通眼外伤急诊手术

眼外伤急诊手术根据外伤的性质与严重程度而定，麻醉处理存在一定差异。局部麻醉以表面麻醉、结膜下浸润、球后麻醉、球周麻醉较常用。常用药物为 0.25%～0.5% 布比卡因、1%～2% 利多卡因。球后阻滞注意不可加用肾上腺素，因为视网膜中央动脉为终末动脉，痉挛后会引起视网膜缺血而损害视力，尤其对于青光眼已成管状视野患者会使视力突然丧失。复杂的眼外伤手术刺激强烈，仅靠局部麻醉会镇痛不全，宜在局麻完善的基础上给予镇静镇痛药物以获得满意的效果。对于局麻和镇静镇痛方法难以完成的手术以及不合作的儿童均应选择全身麻醉。小儿简单的浅表外伤手术可采用以氯胺酮为主的静脉麻醉。

2.小儿眼科急诊手术

小儿眼科急诊手术以眼外伤最常见。发病突然，病情紧急。为使创伤得到及时处理，减少继发感染，宜及早进行手术。然而据统计，小儿眼外伤合并上呼吸道感染者占半数以上。其中 5 岁以下的儿童及转诊等待手术时间一天以上者，合并上呼吸道感染者达 80%。原因有以下几项：①小儿全身免疫功能和呼吸道局部免疫功能不足，而眼外伤可致机体暂时性免疫抑制，使患儿更易发生呼吸道感染。②小儿呼吸系统发育尚不完全，鼻道狭窄，局部黏膜的屏障作用弱。③眼部伤口未及时处理而发生感染，病原菌随分泌物经鼻泪管流入鼻腔引发上呼吸道感染。

有报告认为，合并上呼吸道感染的小儿若行气管内麻醉，呼吸道并发症比不行插管者高 11 倍，在麻醉期间出现与呼吸道有关的异常情况要比无呼吸道感染者多 2～7 倍。婴幼儿的上呼吸道感染使黏膜充血肿胀容易发生气道梗阻。为了早期处理控制感染，手术不宜拖延，要综合眼局部和全身的情况决定麻醉时机。此类患儿麻醉前用药中的阿托品不宜减量,0.02 mg/kg 肌内注射或静脉注射。麻醉诱导力求平顺,避免患儿哭闹。术中注意气道管理,及时清除分泌物,避免频繁吞咽。如行气管内麻醉,术后应加强监护。

(三)眼内容物剜出术的麻醉处理

眼球摘除术需完善的止痛和预防眼心反射。眶内肿瘤摘除术也会发生眼心反射。术中出血可沿鼻泪管进入呼吸道,应选择气管内全麻,做好气道保护。

(四)急性闭角型青光眼急性发作患者的麻醉处理

该病是眼科急诊之一,需要在最短的时间内降低眼压,开放房角,挽救患者的视功能。降低眼压的药物可同时应用,但也不必被动等待眼压下降,特别是反复用药效果不佳者。必要时做前房穿刺术,有条件者行周边虹膜成形术,开放房角,缓解急性发作过程;或行小梁切除术等滤过手术,降低眼压。

围术期须积极用药控制眼压的升高。根据药物的化学结构和药理性质,抗青光眼药可分为五大类,即拟副交感神经药、拟肾上腺素能药、肾上腺素能阻滞药、碳酸酐酶抑制剂和高渗脱水剂。麻醉前需注意局部频繁用药导致的药物过量,经鼻泪道吸收后可引起全身性不良反应,如低血压、心动过缓、低血钾、代谢性酸中毒、高血糖等。

未经手术的闭角型青光眼禁用肾上腺素、胆碱能阻滞药、安定类镇静药,以上药物均可扩瞳,于闭角型青光眼不利。氯胺酮可升高眼压和颅内压,琥珀酰胆碱致眼外肌成束收缩,使眼内压急剧升高,以上药物对急性青光眼患者单独使用时属禁忌。青光眼手术局麻多采用球后阻滞及上直肌浸润。

(五)白内障、角膜移植或角膜、巩膜修复术

合作的成年人可采用局麻或辅以镇静镇痛药物,对不合作的儿童及复杂的内眼手术则宜选择全麻。双侧先天性白内障越早手术越好,因为它严重阻碍了对视网膜的刺激,妨碍视力的正常发展。单侧完全性先天白内障也应在出生后头几个月内摘除,以防止弱视。行先天性白内障摘除术的小儿,在出生后几天或几个星期即接受手术。麻醉科医师要注意高氧引起的成熟前视网膜病变,因为直至出生后视网膜血管才发育完善。尽管视网膜病变是多因素的,但有报道建议吸入 O_2 浓度控制在维持血氧分压于 $8.00 \sim 10.67$ kPa($60 \sim 80$ mmHg)。麻醉期间应保持眼内压稳定,避免眼内容物被挤出,因而必须保持足够的麻醉深度,直到伤口完全关闭。

(六)眼底手术

视网膜脱离修补术、玻璃体切割术等眼底手术通常需 1～3 小时,对于合作的成年人一般局部麻醉辅以镇静镇痛药物即可,复杂的视网膜脱离及玻璃体切割手术则需行气管插管全身麻醉。视网膜脱离手术中,牵拉眼外肌转动眼球是必需的操作,常引起眼心反射。术中还常采用玻璃体内注气的方法作为辅助治疗手段,当吸入 70% N_2O 时,玻璃体内注入 1 mL 空气,30 分钟时会变成 2.4 mL,60 分钟时会变成 2.85 mL,原因在于 N_2O 较氮气在血中溶解性更高,因而 N_2O 可更快地占据有空腔的地方。增大的气泡可导致眼压急剧增高,影响视网膜的血液循环。当停止吸入 N_2O 时,气泡会因 N_2O 快速消失而迅速缩小,这也将干扰手术效果。因此,在注气前 15～30 分钟应停吸氧化亚氮。如注入硅油代替注入惰性气体,可避免使用 N_2O 的顾虑。难度高的视网膜脱离修补术,常要求术后即刻改成俯卧位,以提高复位的成功率。全身麻醉难以达到如此要求,而局麻辅以镇静镇痛药物常可满足此要求。

第二节 耳鼻咽喉头颈外科手术的麻醉

耳鼻咽喉头颈外科手术的范围多在头颈和面部,其解剖结构较复杂。鼻咽喉部位,尤其是咽喉声门区手术,处于上、下呼吸道交界处,易发生梗阻而严重影响呼吸功能;手术多在腔隙深部进行。术野小,操作较困难,不便止血,手术和麻醉处理上均有其特殊性。多数择期手术患者病情稳定,可视情况采取不同的麻醉方法。耳鼻咽喉科的急诊手术,病情多因凶险,麻醉操作或管理不当往往会危及患者生命。无论是择期手术还是急诊手术,均需要安全而平顺的麻醉技术,同时在围术期对呼吸道的管理和对呼吸功能的监测显得尤其重要。

一、耳鼻咽喉头颈外科手术麻醉的特点

(一)呼吸道通畅维持困难

耳鼻咽喉科疾病本身,如某些先天性解剖异常、感染、肿瘤、损伤和异物等均可累及气道,造成气管组织创伤、出血、水肿、脓肿形成或局部受压,引起不同程度的气道阻塞。部分气道阻塞患者临床上表现为呼吸困难、发绀、心动过速、高

血压、出汗和喘鸣;严重气道阻塞若得不到及时救治,患者常因严重缺氧而死亡。某些手术操作亦可影响气道通畅,如鼻咽部手术术野出血多流向咽喉部,在表面麻醉抑制咽喉反射时可能造成误吸;手术操作刺激喉部,以及咽喉部血液、分泌物积聚均可兴奋支配喉部的迷走神经、诱发喉痉挛;鼻咽部纤维血管瘤有时呈分叶状,术中部分瘤组织可脱落至咽喉部,拔管时可落入气管内。为防止手术中鼻咽喉的血、脓和其他分泌物吸入肺内,麻醉中多采用气管内插管。气管内插管虽能防止误吸,但因术中麻醉人员不易接近气道,且手术操作和体位改变(垂头位、抬头位)容易使气管导管折曲、阻塞、脱出声门或插入过深,导致气管阻塞、单侧肺通气和肺不张。因此,对气管导管要妥善固定。使用无套囊气管导管时,需用纱条填塞导管周围防漏,但有时血液及分泌物仍可沿导管流入气管;手术结束去除填塞纱条时若有遗漏,拔管后可引起窒息。咽腔纱条填塞可引起患者血压升高、心律失常,亦可促使积聚在咽喉部的液体(包括血液)流入胃内,影响对手术失血量的正确估计。麻醉手术期间的关键问题在于确保气道通畅,保证足够的气体交换量。

(二)术野出血与止血

由于耳鼻咽喉科所在的头颈部血管极其丰富,血管吻合支多,加之手术操作的部位较深,术野小,难以显露,故术中出血量相对增多,止血较困难。为减少术野出血,常局部应用肾上腺素。现知氟烷麻醉时,心脏应激性增高,静脉注射肾上腺素在氟烷麻醉患者是否亦引起类似的心律失常,尚有争议,但仍应予以足够重视;术中除加强心电监测外,合理选用麻醉药和控制肾上腺素的使用总量和浓度亦很重要。对一些术中出血量多且急的手术,如鼻咽纤维血管瘤摘除,以及视野极小,稍有渗血即难保证术野清晰的手术,如内耳手术,常运用控制性低血压技术使血压降低,减少出血。此外可采取颈外动脉结扎法减少出血。耳深部(颞部)外伤可引起严重出血,部分血液可咽入胃内,以致对失血量估计不足;同时咽下的血液影响胃内排空,在麻醉诱导时易发生呕吐、反流和误吸等并发症。咽部外伤则因颈部大血管常受损而发生严重出血甚至休克,造成脑供血障碍和脑缺氧,必须迅速纠正。

(三)防止颈动脉窦反射

颈动脉窦由舌咽神经分支支配,在施行颈外动脉结扎术、颈部淋巴结转移瘤摘除术、恶性肿瘤颈廓清术以及喉癌等手术时,常因刺激颈动脉窦而引起颈动脉窦反射,出现血压急剧下降和心动过缓,老年人、动脉硬化患者尤易发生此反射。

术中应严密观察,一旦发生颈动脉窦反射应暂停手术,静脉注射阿托品或以局麻药阻滞颈动脉分叉部。

(四)肌松药的应用问题

临床上对气道通畅无插管困难的患者,诱导时可应用肌松药行气管插管,但对某些在诱导时易发生气道梗阻的患者,如扁桃体肥大、咽喉肿瘤、Treacher-Colins 综合征(腭裂合并下颌骨发育障碍,眼裂及外耳畸形)的小颌症等,应慎用或不用肌松药,而应采用清醒插管、逆行引导气管插管、纤维支气管镜下插管,甚至气管造口。麻醉维持中应用肌松药,可避免深麻醉抑制咽喉反射对患者造成的严重影响,能在浅全麻下防止屏气、呛咳和呕吐所造成的术野出血增多。但在乳突凿开术、鼓膜成形术、面神经减压术以及听神经瘤切除术中,为避免面神经刺激试验受干扰,最好不用肌松药,尤其是琥珀胆碱,必要时可应用非去极化肌松剂如维库溴铵。

(五)中耳压力改变

中耳和鼻窦都是人体内与外界相通且有气体交换的腔隙。中耳通过咽鼓管间歇性地与外界相通,鼻窦开口于鼻道。当上述腔隙开口因病变而闭塞时,腔隙内压力不与外界相平衡。在氧化亚氮麻醉时,因氧化亚氮在血液中溶解度高于氮气,两者血/气分配系数相差 34 倍,故它易于弥散至腔隙内,使压力上升;当停吸氧化亚氮时,腔隙内氧化亚氮又进入血液内,使压力下降,这种压力改变对中耳手术影响较大,甚至可导致手术失败,应引起注意。

二、麻醉的选择与管理

(一)术前访视与术前用药

1.术前访视

应强调术前访视的重要性,病史方面要重视呼吸困难、气短、声嘶、吞咽困难、喉损伤及近期头颈放射治疗或手术史,以及合并全身性疾病,如慢性阻塞性呼吸系统疾病和心血管疾病史;体检时检查鼻、口腔和头颈情况,观察呼吸类型及病变累及气道情况,通过间接喉镜和咽喉气管断层了解喉部活动情况、病变部位及对气道的影响。肺功能测定和血气分析有助于了解呼吸功能障碍类型及严重程度。检查肝功能和出凝血时间有助于麻醉药的选择和术中出血的防治。

2.术前用药

术前用药:①镇静药常用地西泮 0.15 mg/kg,术前 90 分钟口服,小儿用量为

0.1 mg/kg,该药有抗焦虑和镇静作用,但对气道轻度阻塞的患者应慎用或减量应用,严重气道阻塞患者应禁用。②抗胆碱药有阿托品,常用剂量成人 0.5 mg,儿童 0.01~0.02 mg/kg,术前半小时肌内注射,它可抑制唾液腺、气管和支气管黏液腺的分泌作用,对全麻和局麻患者均适用,还可消除迷走神经反射,与甲氧氯普胺同时使用能增加胃蠕动,提高贲门括约肌的张力,加快胃排空并可预防呕吐及反流的发生。③阿片类镇痛药虽对于急诊患者可缓解剧烈疼痛,稳定情绪,消除疼痛在休克发展中的有害作用,并增强局麻药效果,但此类药抑制咽喉保护性反射,以致在鼻咽和喉部手术后有可能误吸血液或分泌物,对于中耳和内耳手术患者又可能引起恶心呕吐,故不宜应用。

(二)麻醉的选择

1.局部麻醉

一般适用于手术时间较短、操作较简单、呼吸道通畅而又合作的患者。局部麻醉有以下优点:对全身干扰小,呕吐误吸可能性小;局麻药中加少量肾上腺素可减少术野渗血,有利于手术操作;术中患者意识存在,术者可随时了解喉部手术中的声带活动以及在中耳手术时识别面神经是否受损等;若复合全身麻醉可以减少全麻药的用量,并获得一定的术后镇痛效果。但手术范围大、操作精细的显微外科手术,要求患者头部长时间固定在特定位置;中耳、内镜手术、小儿和精神紧张患者也难以仅靠局麻完成。

耳鼻咽喉科手术局麻多由手术医师自行操作,要求术者熟悉和掌握有关神经的解剖关系以及各种神经阻滞操作法。耳郭及外耳道手术,可用 1%利多卡因局部浸润。乳突区、耳道和中耳手术可选用浸润局麻、表面局麻和全麻相互配合。此外可根据手术部位选用耳颞神经、耳大神经、迷走神经耳支分别进行阻滞。外鼻手术须做鼻外神经、滑车神经和眶下神经阻滞;鼻腔内手术可直接用浸有 1%地卡因或 2%利多卡因和 1:100 000 肾上腺素混合液的棉片留置于黏膜表面,分别阻滞蝶腭神经、鼻睫神经和鼻腭神经。上颌窦手术可并用表面局麻的蝶腭神经结阻滞。喉部手术时可在舌根部涂喷 1%地卡因或 2%~4%利多卡因溶液,以及在梨状窝部用浸有局麻药液纱布块留置 1~2 分钟以阻滞喉上神经的喉内分支,亦可做环甲膜穿刺,气管内注入 2%利多卡因 1~2 mL。头面部血管丰富,局麻时若用药量过大,或操作不当注入血管,易导致中毒反应,气管内表面麻醉时尤易发生,应密切观察,防止中毒反应,利多卡因的最大安全剂量为 4 mg/kg。

2.全身麻醉

全身麻醉的优点在于不受手术时间和手术范围的限制;气管插管可控制气道防止血液及分泌物等误吸入肺;对不合作患者及小儿能长时间保持固定头位,便于显微外科的精细操作,且能消除或减弱喉头反射和迷走神经反射,减少这些反射对心血管系统的不良影响。但全麻过程中难以获得患者的配合;某些患者常因解剖异常和鼻、咽、喉部病变,使气管插管变得困难;麻醉与手术共用同一气道,可相互干扰,前者可影响手术视野清晰,后者妨碍气管导管的固定与通畅度;全麻下并用肾上腺素还有诱发心律失常之虑。以上问题麻醉医师术前即应加以考虑,并制订切实可行的麻醉方案。

(1)麻醉诱导采用何种诱导方法取决于术前对患者情况的全面了解以及对气管插管难易程度的正确评估。预计气管插管无困难者,可采用静脉快速诱导麻醉,但在低血容量患者,硫喷妥钠用量应酌减并缓慢注射,以防血压急剧下降;休克患者可用氯胺酮与肌松药合用作快速诱导,但在严重休克患者,氯胺酮可抑制心肌,加重心肌缺氧,导致心律失常、低血压、室颤或心搏骤停,应慎用或禁用。对有呼吸道梗阻、张口困难或咽喉气管移位的患者,因气管内插管不易成功,静脉快速诱导麻醉是危险的,应改用地西泮、γ-OH,辅以小量麻醉性镇痛药;在保持患者自主呼吸的情况下,配合表面麻醉行气管插管,亦可吸入七氟烷诱导麻醉。饱胃患者在麻醉诱导时为防止胃内容物反流误吸,最好在清醒状态下用表面麻醉插管,可先给患者适量镇静药,再用1%地卡因或4%利多卡因在口腔、舌根及咽部行表面喷雾,喷雾时令患者吸气,使局麻药吸入呼吸道。每间隙2～3分钟喷1次,共3～4次。有时患者因局部解剖位置改变导致直接喉镜明视插管困难,可借助纤维光导喉镜或气管镜作引导插管,但咽喉部血液及分泌物常影响视野;此时可用一根带金属芯的塑料管作为引导管,在普通喉镜下沿着会厌下缘或根据患者呼气时气流及分泌物的方向将引导管插入气管内,然后将气管导管顺着引导管滑入气管。上述方法插管仍难成功,或有颈椎损伤、咽后脓肿及喉部外伤的患者,则需做气管切开插管,再施行麻醉。

(2)麻醉维持中应注意的问题包括根据病情和手术需要合理选择麻醉药物,熟悉各种药物的药理特性;保持呼吸道通畅,进行动态循环功能和呼吸功能监测,保持血流动力学稳定等。

合理选择药物:多数耳鼻咽喉科手术无需较深的麻醉程度(Ⅲ期Ⅰ级即可),全麻时若镇痛不全可加用局麻药或镇痛药,并复合肌松药,以保持患者处于浅麻醉状态。全麻维持常用七氟烷或异氟醚,或用神经安定镇痛术辅吸氧化亚氮或间断静脉注射芬太尼,术中可作辅助或控制呼吸。七氟烷对气道无刺激性,术后气道保护性反射的恢复也较快。吸入高浓度氧化亚氮可增高中耳压力,停吸后压力下降,不适用于耳咽鼓管不通畅的患者。芬太尼全身麻醉在通气量足够时,对循环干扰甚小,但用量稍大即易出现延迟性呼吸抑制,患者有时虽完全清醒仍可能遗忘呼吸,故应严格掌握拔管条件,必要时行辅助呼吸或用纳洛酮拮抗。

呼吸管理:由于耳鼻咽喉科手术区在头颈部,消毒布覆盖在患者头面部,而麻醉医师又必须"远距离操作",直接影响了对患者的观察,增大了呼吸管理的困难;术者与麻醉医师共用同一气道,常易使气管导管移位,血液或分泌物被吸入肺内,故一旦插管成功,必须牢牢固定导管,必要时用缝线固定于皮肤以防止术中导管移位或脱出;术中密切观察皮肤、黏膜色泽、听诊两肺呼吸音是否对称,血压、脉搏是否平稳。脉搏氧饱和度仪能灵敏、动态地反映动脉血的氧合状态,全麻患者应列为呼吸监测的常规;动脉血气分析对估计呼吸功能和体液酸碱变化有重要价值。术中若有血液、分泌物沿导管流入气管,应随时吸除血液及分泌物,术毕时更应充分吸引干净,某些手术如鼻咽纤维血管瘤摘除术,拔管前应用喉镜明视下检查咽喉部,防止脱落瘤组织落入气管。

维持血流动力学稳定:耳鼻咽喉科手术本身出血较多,术前存在低血容量、休克患者以及婴幼儿及老年人耐受术中失血的能力差,易出现血容量不足,使血压下降和心率增速。部分患者可因血液咽入胃内,影响对失血量的估计,因此正确判断患者的失血情况,及时用乳酸林格溶液、胶体溶液或全血补充丧失的血量,加强术中监测,甚为重要。术中刺激颈动脉窦可诱发颈动脉窦反射,引起循环紊乱,应引起重视。

三、常见几种耳鼻咽喉头颈外科手术的麻醉

(一)耳科手术

多数施行耳科手术的患者为年轻、健康者,手术本身并不构成致命的威胁,麻醉管理与保持气道通畅一般无特殊困难。耳郭、外耳道部位短小手术可在局麻下完成。若施行听骨重建、鼓室成形、乳突根治、面神经减压或迷路切开等手术,则有时需用全麻。显微外科手术操作精细,要求患者安静不动,且术野局部需用肾上腺素控制出血者,应避免应用氟烷麻醉。由于安氟醚、异氟醚、七氟烷吸入麻醉时,心肌对儿茶酚胺敏感程度比用氟烷麻醉轻微,可选用吸入麻醉。为提供清晰术野常采用控制性降压法,既往曾用氟烷降压,但心肌抑制程度随吸入浓度而加大,已为异氟醚所代替。硝普钠是目前最常用的控制性降压药,开始按

$1\sim4~\mu g/(kg\cdot min)$速度滴注,一般于 $4\sim6$ 分钟可使血压降至预期水平。并使收缩压维持在 $11.33~kPa(85~mmHg)$ 左右以保证重要器官血流灌注,减少中枢神经系统和肾脏并发症。耳科手术麻醉中氧化亚氮的应用应十分慎重,因为高浓度氧化亚氮可比氮气更快地进入中耳腔,导致腔内压升高;而在停用后,中耳压力又可降至负压。这个负压使砧镫关节断离、鼓室积血而损害听力。对需行中耳手术而伴有急性中耳炎、鼻窦炎、上呼吸道感染、腺样体肥大以及有鼻咽疾病者,氧化亚氮麻醉期间可出现鼓膜破裂。因此术中氧化亚氮浓度应限于 50% 以下,并在关闭中耳前 15 分钟停用,在鼓膜成形术中应避免使用。在关闭中耳之前还应采用空气冲洗法冲洗中耳腔,以避免继发的中耳压力下降。

(二)鼻腔和鼻窦手术

一般的鼻部手术可在局麻下完成,而某些较复杂手术,如鼻窦恶性肿瘤根治性切除术、鼻侧切开各种肿瘤摘除术等仍需在全麻下进行。此类手术出血量较大,为保证气道通畅需行气管插管;插管后,应在咽后部放置一块湿润的纱布填塞以防血液、渗出物和分泌物进入气管;拔管前,咽部必须擦拭干净,取出填塞纱布,控制活动性出血,预防发生呼吸道反射。拔管后,头应朝下以利鼻、咽和鼻窦引流,并随时吸出,以免刺激声带,发生喉痉挛。术中无需使用肌松药,可通过吸入挥发性麻醉药降低动脉压而使出血减少,亦可用神经安定镇痛术,但麻醉性镇痛药用量应控制,防止过量,否则术后气道保护性反射受抑制,易致血液误吸。手术期间鼻出血的处理方法包括,将头置于向上 $15°$ 位,收缩压维持在 $12.00~kPa$ $(90~mmHg)$ 左右,局部应用地卡因和肾上腺素及咽后部填塞止血,严重鼻出血有时需结扎相关动脉。术中应监测血流动力学改变,正确估计失血量,保持静脉输血输液途径通畅,及时补充血容量,同时要防止血液流入气管。鼻窦手术中使用氧化亚氮不会造成鼻窦腔压力大,并可考虑与其他麻醉剂复合使用。

(三)扁桃体切除术

扁桃体切除术有挤切术和剥离术两种。前者操作迅速,反应轻,多用表面喷雾麻醉。剥离法于成人可在局部浸润麻醉下完成,施行全麻机会少。一般可在扁桃体周围注入普鲁卡因或利多卡因局麻,先在口咽部行喷雾表面麻醉,但应避免喷入气管,以便保留良好的咳嗽反射,术中还可辅以适量镇静药。局麻后喉反射受到抑制,若术中出血多而急,亦有发生误吸窒息的危险,故术前用药必须减量。小儿施行扁桃体切除术多需全麻,过去常用乙醚冲气法,如今倾向用气管内全麻,在小儿可用七氟烷-氧化亚氮麻醉。气管内插管后应防止导管扭曲或变位,视手术需要适当加深麻醉,使颌肌和咽部肌松弛,咽喉抑制反射。手术结束后要求气道保护性反射迅速恢复,吸清咽后部血液,观察无活动性出血,才能拔管。拔管后应取侧卧低头位,以保证分泌物及时引流至体外,防止其潴留在咽部而刺激声门或误吸入肺。

(四)全喉切除术

患者全为喉癌患者,既往多有吸烟、支气管炎、阻塞性肺病和心血管疾病史;术前应对呼吸功能作全面评估,进行肺功能试验、动脉血气分析和流量闭路检验。术前应考虑采用胸部理疗、祛痰、支气管扩张剂和抗生素治疗。喉癌本身可造成部分呼吸道阻塞、咽下困难和喘鸣,术前放射治疗又可导致声门水肿、组织纤维变性、喉僵直等情况,以致发生气管插管的困难。对轻度呼吸道阻塞患者可给予常规术前用药,行常规诱导;中毒气道狭窄患者全麻诱导后可能加重阻塞,应限制术前用药,并在全喉阻滞和静脉滴注镇静剂后行清醒插管。遇严重气道阻塞伴休息时有喘鸣情况时,应避免术前用药,在局麻下行气管造口术,再经此造口吸入全麻药。全麻过程中应保持呼吸道通畅,术中需多保留自主呼吸,当切除喉头时可先将导管退至声门下方,继续供氧,待喉头截除后从切开气管处再插入导管继续维持麻醉。在喉癌颈廓清除术中,颈动脉窦受压常引起反射性心动过缓、低血压,严重时可致心搏骤停,一旦发生反应,应立即停止刺激,做颈动脉窦周围封闭,或静脉注射阿托品 $0.006 \sim 0.008$ mg/kg。在右侧颈部行廓清术时,可能因切除了右星状神经节及损伤了颈部自主神经,出现心电图上 Q-T 间期延长,若同时伴低钾血症,可引起严重的心动过速和心搏骤停。颈部手术时若大静脉破裂发生气栓,此时应立即停止氧化亚氮吸入,用纯氧做正压呼吸;局部用湿纱布加压,止血和防止空气继续进入;患者取头低左侧位;若气栓量大,应安置心导管至右心房抽吸空气。

(五)直接喉镜和支气管镜检查

直接喉镜和支气管镜检查麻醉的主要问题在于麻醉与手术共用同一气道,相互存在干扰,术中必须维持足够的肺泡气体交换,防止缺氧和二氧化碳蓄积;术中应保持咬肌和咽喉肌群有一定程度的松弛,防止患者突然活动,以便支气管镜顺利进入气道。喉显微外科手术时要求声带完全静息;麻醉应在时间上满足手术操作的要求,但术毕又必须让患者及早苏醒。

麻醉选择可用局麻或全麻,视手术要求和患者情况而定,单一麻醉方法并非理想,现多倾向用局麻加全麻,或吸入麻醉加静脉麻醉或复合给药方法。对择期短小手术,患者合作、估计气道无出血危险的成年患者以及施行纤维光导喉镜或纤维光导支气管镜检查患者,一般均用局麻。检查中如出现呼吸困难,只要及时供氧,尽快缩短操作时间,亦能完成。局麻时可采用双侧喉上神经和舌咽神经阻滞、环甲膜穿刺气管内注入局麻药,或咽部、声门和气管喷雾表面麻醉等方法,均可顺利完成操作。

成人行硬管喉镜和支气管镜检查时有时需用全麻,特别在小儿气管内异物取出术,全麻可使患者安静,肌肉松弛,呼吸道黏膜反应降低,呛咳动作减少,使操作所致损伤的并发症明显减少。采用全麻,除特殊情况外,术中均应保持自主呼吸,充分给氧,保证氧饱和度处于正常或接近正常水平。

常用的全身麻醉方法有:①氯胺酮、γ-OH 静脉复合麻醉,即肌内注射氯胺酮、静脉注射 γ-OH 60～80 mg/kg,亦可用乙咪酯或地西泮与 γ-OH 复合使用。在放置支气管镜后,或于支气管镜侧孔给高流量氧或用高频通气辅助。②静吸复合麻醉,即肌内注射或静脉注射氯胺酮基础麻醉,面罩给氧吸入七氟醚,待麻醉至一定深度后,迅速放入支气管镜,从支气管镜侧管放置呼吸囊,维持麻醉药和氧的吸入。必要时行控制呼吸,如果肌肉紧张,插管有困难,可在上述基础上,静脉注射少量短效肌松剂,进行控制呼吸。手术者和麻醉医师密切配合,充分供氧,术中经过也甚安全。

所有行支气管镜检查患者,术中应行连续心电图、脉搏、氧饱和度监测,同时监测双肺呼吸音、血压及心率,及时发现并处理缺氧。支气管镜检查期间发生心律失常并非少见,通常为室上性心动过速、室性期前收缩或窦性心律不齐。预防的方法为充分深度的麻醉或满意的局部阻滞麻醉,同时维持适宜的通气。内镜检查操作可能加重气道阻滞或损伤气道,发生出血、气管破裂或因气道压力过高而发生气胸,在小儿尤易发生,术中应密切观察,及时处理。为防止小儿气管镜检后发生喉水肿,镜检结束后静脉注射地塞米松 5～10 mg,必须注意及时发现和处理喉水肿。

(六)食管镜检查

食管镜常用于检查诊断食管疾病,亦可用于食管异物取出。一般合作患者,局麻下即可完成操作;若食管异物较大,为防止损伤气管及食管,使咽喉及食管入口处肌肉松弛良好,必须采用全身麻醉。麻醉前,均应给抗胆碱类药抑制分泌,防止迷走神经反射。表面麻醉可采用1%地卡因于咽喉处喷雾2～3次,再在两侧梨状窝喷入1%地卡因即可达到麻醉目的。全麻时可用静脉快速诱导气管内插管,再给予静脉或吸入麻醉药维持。估计异物较大的患者,可加用短效肌肉松弛药,进行人工控制呼吸,以利异物取出。

(七)人工耳蜗植入术

此类小儿为耳聋患儿,交流困难。对于不配合的患儿可肌内注射氯胺酮或吸入七氟烷进行麻醉,以便建立静脉通道。此类手术选择全身麻醉。为了术后能尽快地对听觉功能进行测定,麻醉方式应选择异丙酚+瑞芬太尼复合麻醉。异丙酚和瑞芬太尼代谢快且完善,患儿手术后清醒快且清醒质量高,类似于睡眠后的清醒,无吸入麻醉后出现的宿夜现象。由于患儿能够很快清醒,因此可在较短的时间内对患儿的听觉功能进行测定。由于这类患儿交流困难,可产生不配合问题,导致手术后出现躁动。躁动可导致手术创面出血,严重者甚至导致植入的耳蜗移位。防治手术后躁动的措施包括尽早拔除气管导管,以及手术切口用罗哌卡因浸润。罗哌卡因属于长效局麻药物,安全性较高,能够有效地防治手术后伤口疼痛,从而防治手术后躁动。

(八)颅底手术

颅底手术如听神经瘤切除手术及垂体瘤切除手术等属于神经外科手术类型,与普通神经外科手术相比,具有手术创面小和术后恢复快等优点,近年来受到重视。这类手术由于病种的不同而有各自的特点,如垂体瘤患者可由于巨舌症和宽下颌而导致气管插管困难,也可由于肿瘤切除后激素水平的剧烈变化而出现尿崩症等。颅底手术的麻醉总体注意事项为脑水肿的控制。脑水肿将导致患者意识障碍,以及各种术后并发症的发生。因此,颅底外科手术中控制脑水肿极其重要。控制脑水肿的措施包括使用降低颅内压的麻醉药物如异丙酚、糖皮质激素、利尿、过度通气和限制晶体液的输注等。

口腔外科的麻醉

第一节 上颌骨/下颌骨截骨术(正颌术)的麻醉

颌面部畸形常通过外科手术截去部分上/下颌骨,通过去骨、植骨、固定等操作达到矫正的目的。此类手术应选择全身麻醉。

一、术前评估和准备

(一)术前评估

(1)多数正颌手术的患者为年轻健康患者,一般身体状况良好。除非存在特殊情况,通常基本的辅助检查即可。

(2)因需经鼻气管插管,术前应评估患者双侧鼻腔的通畅情况。

(3)尽管选择经鼻气管插管,也应常规预测困难气道。

(4)对于拟行控制性降压的患者,术前应了解有无相应的禁忌证。

(5)特别注意了解有无药物过敏史和特异质反应。

(6)手术时间一般较长、范围较广,术前应充分和患者沟通,做好心理准备。

(二)术前用药

(1)对于紧张患者,术前一日晚间睡前给予艾司唑仑,以保障良好的睡眠。

(2)术前应常规给予阿托品0.5 mg,或东莨菪碱0.3 mg肌内注射。

二、麻醉实施

(一)麻醉诱导

必须选择经鼻气管插管,最好使用鼻腔异型气管导管。

1.快速诱导

快速诱导经鼻气管插管的前提是必须保证能够顺利通过后鼻孔,且在插管不顺利时可以面罩通气。诱导用药可给予丙泊酚、芬太尼、咪达唑仑、琥珀胆碱。可先将气管导管通过后鼻孔,然后将鼻腔外导管弯曲于面罩内进行快速诱导。也可诱导后,再经鼻放置气管导管。

2.清醒诱导

通常可在保留患者意识的条件下,顺利完成经鼻气管插管。成功的关键包括充分的鼻腔收缩、表面麻醉(鼻腔、口咽腔、气管内)和适度镇静。可用地卡因和麻黄碱棉条交替填塞鼻腔,并依次表面麻醉口咽腔和气管内黏膜。同时给予适量咪达唑仑镇静。在此基础上盲探经鼻插入气管导管。如遇插管困难,可借助纤维支气管镜引导完成。插管成功后,依次给予静脉麻醉药和肌松剂完成诱导。

(二)麻醉维持和管理

1.麻醉维持

吸入七氟醚/异氟醚复合氧化亚氮,或丙泊酚复合瑞芬太尼/舒芬太尼(TIVA)维持麻醉均可。也可采取静脉吸入复合麻醉,或先以吸入麻醉为主,手术后期改为静脉麻醉,以减少清醒期躁动发生率。

2.术中管理

(1)确保有效的镇痛,特别是在麻醉的前、中期和截骨操作时。

(2)妥善固定气管导管,以免术中导管滑出或与麻醉机接口脱离。

(3)必要时实施下咽填塞,并确保呼吸道的隔离。

(4)可行控制性降压,以减少术中出血。

(5)确保有效的静脉通路,放置导尿管,以满足术中输血及补液需求。

(6)加强监测,包括循环、呼吸、体温监测。如手术时间冗长或考虑有较大量的出血,应进行有创动、静脉监测。根据情况监测动脉血气和血糖。

(7)手术开始后静脉给予地塞米松 10 mg,以减轻组织水肿。

3.清醒期及术后管理

(1)正确选择拔管时机:术后待患者完全清醒,咳嗽有力,保护性反射恢复,自主呼吸频率>12 次/分钟,潮气量 10 mL/kg 以上,无明显活动出血和局部组织严重水肿,方可拔除气管导管。手术创伤较大或局部组织水肿严重者,应保留气管导管,送 ICU 进行监护。

(2)在手术室拔管的患者均应送恢复室观察,然后送回普通病房。局部组织水肿可能在术后进一步加重,因此回病房后,要注意监测,保证呼吸道通畅。

(3)手术结束前要注意将口内填塞物取出,并充分清除口咽部的血液和组织碎片。

(4)术后镇痛:应给予患者适当的术后镇痛,但在缺乏监测的病房,注意麻醉性镇痛药潜在的呼吸抑制的危险。

第二节 口腔颌面肿瘤手术的麻醉

口腔颌面肿瘤患者重点要了解肿瘤和口腔颌面部、气管的关系,是否影响气管插管和面罩通气及影响程度。

一、术前评估

(1)肿瘤生长的部位及其大小可能影响患者的张口度,导致气管插管困难。应评估肿瘤的大小及位置、患者的张口度、颈部活动度、肿瘤对气道的影响。

(2)评估肿瘤是否影响托下颌动作,判断面罩通气的效果。

(3)面部巨大肿瘤应评估术中大出血的可能。

(4)口腔内肿物应界定其性质是实性、囊性还是血管瘤,并判断其对气管插管的干扰程度,以及肿瘤组织脱落或出血的可能。

二、麻醉选择及管理

(一)麻醉选择的原则

(1)短小、简单的面部肿瘤可以选择局部麻醉或复合清醒镇静术,肿瘤较大、位置特殊的手术均应选择全身麻醉。

(2)全静脉麻醉或静脉吸入复合麻醉均可满足手术需求。

(3)气道建立途径:①无明显困难气道者可选择经口气管插管。②有下列情况者应首选经鼻气管插管。口腔内较大肿瘤,妨碍经口明视插管。头后仰明显受限或开口度过小。经口插管妨碍手术操作,术后需保留气管插管。③严重气管插管困难或术前存在明显呼吸困难者宜选择气管切开。

(4)应选择异型气管导管或加强型导管。

(二)麻醉管理

1.诱导期注意事项

(1)无困难气道者可选择快速诱导气管插管。

（2）存在困难气道者应保留自主呼吸，在充分表面麻醉下完成气管插管。

（3）口腔内较大肿瘤，宜首选纤维支气管镜引导下经鼻气管插管。

（4）开口度较小，但口咽解剖正常者可采用视可尼引导气管插管。

（5）较大面部肿瘤应警惕面罩通气困难的可能。

（6）妥善固定气管导管。

（7）控制诱导期心血管不良反应。

2.术中管理

（1）加强术中监测，必要时行动静脉有创监测。

（2）可采取如下手段进行血液保护、减少出血：控制性降压、局部肾上腺素浸润、头高位 15°、血液稀释、自体血回输。

（3）麻醉医师远离患者头部，应密切观察。动态观察气道压力，及时发现可能出现的气管导管打折、受压、脱出等情况。

（4）手术时间较长者要妥善安置患者体位，防止皮肤或神经压伤、损伤。

（5）麻醉期间注意体温保护和监测。

（6）注意补液，维持血流动力学稳定。

3.术后管理

（1）口腔或口内手术，术后可能出现局部组织水肿，待患者完全清醒后拔管，并做好紧急气道处理的准备。

（2）咽喉、口底组织肿胀明显者，或手术创伤较大者应保留气管导管回 ICU 观察。

（3）注意伤口包扎对通气的影响。

（4）注意观察伤口出血情况。

（5）采取必要的静脉术后镇痛，但应防止过度镇静。

第三节　口腔颌面外伤手术的麻醉

口腔颌面外伤常复合身体其他部位的外伤，此时多需紧急手术。简单的颌面外伤局部麻醉下处理即可，复杂的面部多发骨折需全麻下完成手术。一些面部外伤可能需二期处理，有些手术可能涉及多科、多部位一次完成。

一、术前评估

(1)首先要详细询问受伤经过,包括有无昏迷史、呕吐误吸等情况。

(2)仔细检查患者,有无复合伤,特别是颅脑、胸、腹重要器官,有无昏迷、大出血、休克等危及生命需紧急处理的情况。

(3)确认有无呼吸困难和气道梗阻,决定是否行气管切开。

(4)详细了解口腔颌面外伤的具体部位、严重程度、是否有活动性出血、拟行的手术术式等。

(5)评估是否存在困难气道,包括困难气管插管和困难面罩通气。特别是张口受限或牙关紧闭、口内软组织肿胀或移位导致的气道梗阻。

(6)所有颌面部外伤,均应警惕伴发的颈椎损伤。

(7)只要时间允许均应做详细的全面检查,包括体格检查、影像学检查和化验检查。必要时请多科会诊,共同评估患者。

二、麻醉原则

(一)气道管理原则

(1)首先注意清除口腔内异物、血液、分泌物、胃内容物。

(2)简单的手术,无气道困难且在不妨碍手术操作前提下,可以按一般诱导方法经口气管插管建立气道。

(3)部分张口受限患者,可在纤维支气管镜或视可尼可视喉镜的引导下完成气管插管。

(4)在不能保证顺利完成气管插管或面部多发骨折无法通过面罩通气的情况下,不宜快速诱导。

(5)严重开口受限、颈椎损伤、经口插管妨碍手术操作等情况,应首选保留自主呼吸经鼻气管插管,但应注意以下问题:①合并颅底骨折、脑脊液漏者,经鼻插管易引起颅内感染,应视为禁忌。②鼻骨骨折累及鼻中隔者,也不宜采取经鼻插管,以免加重损伤或骨折断端划破气管导管套囊。

(6)部分患者需术前行气管切开,包括全面部骨折、术中需反复移动气管导管、合并严重颅脑损伤、口鼻及咽部有明显活动性出血、咽喉部肿胀妨碍气管插管、上呼吸道梗阻无法维持通气等。

(7)昏迷患者,应迅速在表麻下完成气管插管,然后即刻套囊充气,隔离呼吸道,并吸引误吸入肺的胃内容物及血液。必要时用生理盐水冲洗气道,同时给予激素、抗生素。

(8)妥善固定气管导管。

(二)麻醉处理原则

(1)急诊患者,首先紧急处理止血和保证呼吸道通畅。

(2)在没有把握迅速建立气道的情况下,不应采取快速诱导。

(3)麻醉维持术中可采用静脉或吸入全身麻醉,应选用代谢快,排出迅速的药物,以利于患者术后的早期清醒。

(4)创伤患者可能出现休克或血容量不足,无论诱导期还是维持期均需加强监测,维持血流动力学的稳定。原则上应建立两条静脉通路,同时监测中心静脉压、动脉压、尿量、血气分析,必要时监测凝血功能。根据监测结果选择液体种类。

(5)术中确保气道通畅,动态监测气道压力。

(6)麻醉后管理:①拔除气管导管条件。除达到一般手术拔管条件外,还应强调患者无需刺激,自觉处于清醒状态。同时,要排除活动出血、口咽局部组织的严重水肿、加压包扎等拔管后造成气道梗阻的可能性。②术后局部水肿严重或有复合伤影响保护性反射恢复者,应保留气管导管或行气管切开。③任何情况下拔除气管导管时,均应备好紧急气道抢救装置。④有效的术后镇痛可以减少患者创伤应激反应,有利于术后恢复。但要注意有潜在呼吸抑制的危险。⑤术后应有预防恶心呕吐的措施,避免呕吐造成的渗血和伤口污染。

第四节 唇腭裂手术的麻醉

唇裂手术在出生后 3~6 个月实施,腭裂修复术应在 12~18 个月左右进行。因此行唇腭裂修补术的患儿多数在 5 岁以内,特别是 3 岁以内的更为常见。

一、术前评估和准备

(一)病史方面

(1)术前会诊要仔细了解患儿身体状况,熟悉与年龄相关的解剖生理情况。

(2)先天性唇腭裂的患者,可能并存有其他先天性的异常,如合并颅颌面畸形(最常见的 Pierre-Robin 综合征,以小颌、腭裂、舌后坠为主)、先天性心脏病等。因此术前要仔细询问病史和进行体格检查。

(3)唇腭裂常并发慢性鼻溢液,需与上呼吸道感染鉴别。后者应伴有上呼吸道感染的其他症状。

(4)了解有无气道困难,特别是腭裂患儿。

(5)评估患儿的营养发育状况,有无贫血、脱水、感染、电解质紊乱等。血红蛋白含量低于 90 g/L 或合并有感染者宜推迟手术。

(二)术前准备

1.禁食时间

见表 3-1。

表 3-1　儿童禁食时间

年龄	禁食、禁饮时间(h)
2 岁以上	8
1~2 岁	6~8
6 个月~1 岁	5~6
6 个月以下	4

2.术前用药

(1)镇静、安定类药:苯巴比妥 3 mg/kg,或地西泮 0.2 mg/kg。

(2)抗胆碱能药:阿托品 0.01~0.02 mg/kg,或东莨菪碱 0.006~0.007 mg/kg。

(3)镇痛药:一般不用。

二、麻醉选择及管理

(一)麻醉方法选择

(1)唇腭裂患儿均应在全身麻醉下完成手术。

(2)除单侧一度唇裂手术可不采用气管内插管外,其余均应采用气管内插管方式。

(二)麻醉实施原则

1.麻醉诱导

(1)无困难气道的患儿应直接实施快速诱导,否则应选择保留自主呼吸慢诱导。

(2)静脉快速诱导:适合较易开放静脉的患儿。可直接静脉给药进行诱导,部分配合较差的婴幼儿可先肌内注射氯胺酮行基础麻醉,然后开放静脉实施快速诱导。常用诱导用药为:丙泊酚 2～2.5 mg/kg、芬太尼 1～2 μg/kg、琥珀胆碱 1 mg/kg 静脉注射;或氯胺酮 2 mg/kg、维库溴铵 0.08～0.1 mg/kg 静脉注射。然后实施气管插管。

(3)吸入诱导:适合清醒状态下建立静脉通路困难的患儿。七氟烷可快速满意地实施小儿吸入诱导。七氟烷从 5% 开始,每 3 次呼吸增加 0.5%,直至 7%,0.5～1 分钟患儿入睡,然后开放静脉给予非去极化肌松剂和麻醉性镇痛剂,并进行气管插管。采用高流量肺活量吸入诱导,能获得更快的诱导时间。

(4)慢诱导:适合困难气道小儿。首先让小儿入睡并保留自主呼吸,吸入七氟烷或肌内注射氯胺酮均可。然后对口咽和气管内实施表面麻醉,同时根据情况适当给予咪达唑仑。最后在自主呼吸下完成气管插管。一旦气管插管完成,即刻给予非去极化肌松剂。

2.麻醉维持

(1)吸入七氟烷/异氟烷、氧化亚氮维持麻醉。

(2)微量泵持续静脉输注丙泊酚辅助瑞芬太尼/舒芬太尼维持麻醉。

(3)吸入七氟烷/异氟烷,复合静脉持续泵入丙泊酚维持麻醉。

上述 3 种维持方法均可,术中根据情况补充肌松剂。

3.麻醉管理注意事项

(1)尽量选择异型气管导管,以方便手术操作。

(2)唇裂手术时,气管导管套囊可不充气,但导管大小应选择合适,且需行下咽纱条填塞。腭裂手术则均需导管套囊充气。

(3)如腭裂患儿诱导时发生呼吸道梗阻,可放置口咽通气道。

(4)采用长时效局部麻醉剂行眶下神经阻滞对于唇裂手术可维持较长时间的镇痛。

(5)术中密切注意导管的位置,以防进入支气管或脱出。

(6)使用普通开口器时,应注意对气管导管的挤压,术中持续监测气道压力。

(7)术中应密切监测患儿的通气情况:气道压、肺通气顺应性、SpO_2,$P_{ET}CO_2$。同时监测患儿循环变化,根据失血量、禁食时间及小儿补液原则进行补液。唇裂手术一般仅补充术前丢失和术中维持量即可。

(8)术中注意保温,特别是 1 岁以下患儿。

(9)麻醉后尽早静脉注射地塞米松,以防止口咽黏膜及喉头水肿。

4.术后管理

麻醉后患儿没有完全清醒前易发生舌后坠,是造成术后上呼吸道梗阻的常见原因,此类患儿常需在舌上用一缝线悬吊在下颌上固定,防止舌后坠的发生。

婴幼儿要严格掌握拔管指征,待患儿清醒、咳嗽、吞咽反射完全恢复后再拔管。

术后镇痛:待患儿完全清醒、呼吸道保护性反射和呼吸功能恢复良好后,可酌情给予少量麻醉性镇痛药,一般不选用芬太尼,可用吗啡和哌替啶肌内注射。

第四章

普通外科的麻醉

第一节　普通外科手术常用的麻醉方法

传统普通外科手术种类多,涉及范围广,需根据患者的手术部位、时间长短、全身状况选择合适的麻醉方法与麻醉药物。

一、全身麻醉

所有的手术均可采用全身麻醉,其诱导迅速,麻醉效果确切,术中控制患者呼吸,可保证足够的氧供,若出现意外需要抢救时,相对其他麻醉方法更为方便。但它的麻醉准备工作较繁杂,需要特定的设备和较高的麻醉技术。普通外科手术中的甲状腺手术、腹腔脏器的大手术、腹腔镜手术均首先选择全身麻醉。

二、腰硬联合麻醉

具有腰麻和硬膜外两者的优点,起效快,阻滞完善,肌松可,牵拉反应少,手术条件满意。若采用双点穿刺,效果可更佳。但有一定的适应证及禁忌证。目前在普通外科手术中主要用于阑尾炎、疝气等下腹部小手术。

三、全身麻醉复合硬膜外麻醉

全身麻醉复合硬膜外麻醉是目前腹部大手术最常用的一种麻醉方式,其结合了全身麻醉和硬膜外麻醉两者的优点,减少全身麻醉药的使用剂量,术后清醒迅速,并可提供更完善的术后硬膜外 PCA 镇痛。

第二节 肝胆手术的麻醉

一、肝脏的生理功能

肝脏是许多重要生理功能的调整中心,对维持机体内环境的稳定具有重要作用,其中包括凝血因子和重要蛋白的合成、维持和调节机体免疫、大部分药物药理作用的清除以及调节机体碳水化合物、脂类及氨基酸的代谢等。

(一)调节凝血功能

肝脏通过合成除因子Ⅳ、因子Ⅷ、血管性假血友病因子外的所有凝血因子;合成血小板生成因子,刺激骨髓原始细胞分化成巨核细胞,最终产生血小板;分泌胆汁酸,并通过肠肝循环调节肠道对维生素 K 的吸收;清除纤溶酶及组织纤溶酶原激活物,调控纤溶系统等方式来维持和调节机体凝血功能。

(二)合成重要蛋白

如急性期蛋白和大多数的血浆蛋白,它们不仅是决定血浆胶体渗透压的重要物质,而且具有重要的载体功能,可与多种药物结合而影响药物的作用。

(三)内分泌功能

肝脏合成并分泌多种具有重要作用的激素,如胰岛素样生长因子1(IGF-1)、血管紧张素原、血小板生成素等。其中 IGF-1 可促进人体成长,血管紧张素原是血管紧张素的前体,参与调节体内水、电解质的平衡。

二、肝功能的评估

肝功能的异常,除了影响凝血功能、机体营养物质代谢外,麻醉医师最关心的还有对各种药物代谢的影响。

由于肝脏具有很强的自我修复能力和丰富的生理储备能力,因而即使疾病损害了大部分的肝脏功能,依然可以不出现有意义的临床症状,直至不可逆状态。因此,识别患者有无肝功能储备受限、有无肝功能障碍非常重要。临床上主要通过检查有无肝胆系统损伤或疾病来反映肝脏功能,常按以下指标来区分肝功能损伤程度(表 4-1)。

表 4-1　肝功能 Child 分级

	Ⅰ级	Ⅱ级	Ⅲ级
胆红素(μmol/L)	<20.5	20.5～34.2	>34.2
血清清蛋白(g/L)	≥35	26～34	≤25
凝血酶原时间(min)	1～3	4～6	>6
转氨酶			
金氏法(u)	<100	100～200	>200
赖氏法(u)	<40	40～80	>80
腹水	(一)	少量,易控制	大量,不易控制
肝性脑病	(一)	Ⅰ～Ⅱ级	Ⅲ～Ⅳ级

但需注意的是,转氨酶(AST、ALT)的变化不一定能真实地反映机体的肝功能,如重症肝炎患者,转氨酶可能反而下降。

(一)肝硬化、门静脉高压

肝硬化常见表现包括肝脾肿大、腹水、黄疸、食管胃底静脉曲张,严重者可能发生肝性脑病。

由于肝硬化降低了心血管系统对内源性或外源性交感样物质的反应性,或者是压力感受器受损及 NO 的作用,肝硬化、门脉高压的特点是心血管系统的高动力状态,表现为高心排血量和低外周血管阻力。然而尽管该病患者总体血容量趋向增加,但由于分布异常(如肝脾大量充血)往往导致有效循环血容量的减少。

(二)肝肺综合征

肝硬化、门脉高压患者合并有不同程度的肺功能障碍,其中终末期肝病患者最为严重。原因包括腹水继发通气不足、细胞外液增加导致肺弥散功能下降、2,3-二磷酸甘油酸(2,3-DPG)增加所致的氧离曲线左移,以及扩血管物质(NO、腺苷、前列腺素等)破坏、缺氧性肺血管收缩等均可损伤机体呼吸功能导致缺氧。一些晚期患者还可能出现严重的肺内动静脉分流和腹胸腔积液导致的肺不张,进一步加剧对肺功能的损伤。

(三)肝肾综合征

该综合征主要出现在肝硬化、门脉高压及中、重度腹水患者中,常与放腹水、过度利尿和消化道大出血降低血容量有关。但最主要的机制可能是肾血管的强烈收缩导致肾血流的显著下降。并且这种肾血管收缩对前列腺素或心房利钠素的血管扩张作用不敏感。

肝肾综合征患者的平均动脉压常常下降,且难以纠正,加上这些患者的肾血流灌注压曲线常常右移,动脉压的稍微下降也可能导致肾血流的显著降低。因此要注意维持这些患者的血流动力学的稳定。

(四)肝性脑病

50％～70％的肝硬化患者可出现不同程度的神经功能综合征。其机制复杂,但血氨可能在其中起到重要作用,但血氨水平与肝性脑病严重程度的相关性不明显。

目前明确肝性脑病后,脑对多种药物的摄取明显增加,可能是由于血-脑屏障破坏、受体密度或亲和力增加。因此,对晚期肝病患者一定要注意药物的剂量和药效。

(五)胆汁淤积性疾病

血液循环中的胆盐能抑制心肌的收缩性,降低机体对去甲肾上腺素、异丙肾上腺素、血管紧张素Ⅱ的反应性,因此胆汁淤积性疾病患者对缩血管药物的敏感性降低。并且胆道梗阻患者的血液从肺和内脏转移到体循环的能力下降,致使患者很容易因失血而发生低血压。因此,麻醉医师应注意围术期的容量治疗,防止严重的心血管功能衰竭。

三、肝胆手术的麻醉方法

严重肝功能障碍患者的肝胆部手术,关键在于肝功能的保护,防止肝功能继续受损,预防术后肝脏并发症和死亡率的增加。

对于非急症手术,严重肝病患者的术前准备应该以纠正临床或实验室各种异常为主,如纠正凝血功能异常及调整水、电解质平衡等。

麻醉及术中管理一般而言,肝胆部手术以全身麻醉为主。若无凝血功能异常患者,可复合硬膜外阻滞。诱导与其他手术无异,但要注意晚期肝病患者药效动力学的改变,调整麻醉药物剂量以减少血流动力学的剧烈波动。

麻醉维持多选择短效、非肝内代谢或对肝功能无明显影响的药物,如瑞芬太尼、异丙酚、经 Hofmann 代谢的阿曲库铵等。但在胆汁淤积和梗阻性黄疸时,多种肌松药的作用时间延长。术中采用经皮电刺激法监测肌松,有助于指导术中肌松药的使用。吸入麻醉药应该避免氟烷和恩氟烷,它们可明显降低肝脏的血供和氧供,常常导致术后明显的肝功能障碍。其他如异氟烷、七氟烷或脱氟烷亦有一过性肝损害的报道。

以前肝脏手术时出血较多,但随着吸刮技术的开展及门静脉的阻断,一般可以控制手术的出血。但对于门脉高压患者,出血较多,特别是合并肾功能损伤的患者,应该置入肺动脉导管或中心静脉导管以指导围术期的液体治疗。小剂量的多巴胺 $2\sim4\ \mu g/(kg \cdot min)$ 有增加肾灌注和拮抗醛固酮的作用,可作为术中肾功能保护的一种措施。此外还得注意及时补充清蛋白,维持清蛋白在 $25\ g/L$ 以上。

手术可能加重凝血功能障碍,因此,对严重凝血功能障碍者,术中应监测凝血功能。治疗措施包括及时、足量输注新鲜冰冻血浆、冷沉淀、血小板或重组Ⅶ因子等。

胆囊、胆道部位迷走神经分布密集,且有膈神经分支参与,在游离胆囊床、胆囊颈和探查胆总管时,可发生胆-心反射和迷走-迷走反射,不仅出现牵拉痛,心率下降,而且可反射性引起冠状动脉痉挛,加重心肌缺血,还可导致心律失常,血压下降等。可采取局部神经封闭或阿托品提升心率,硬膜外麻醉者应用哌替啶或氟芬合剂等预防牵拉痛。

四、术后肝功能障碍的预防和治疗

首先应该在术前评估患者的肝功能及围术期间存在的可能损伤肝功能的风险因素,根据患者的病情及手术方案制订恰当的麻醉方式。合理的麻醉除了满足手术要求外,还得保证心排血量和肝脏氧供不受影响。

对于肝功能中或重度异常患者,择期手术应适当延期,术前尽可能地纠正肝病引起的显著病理生理改变。术中的管理主要是保证肝肾的灌注。这种患者的肝脏血流已有下降,压力-血流的自身调节有不同程度的受损,肝动脉的缓冲能力大大减弱,一旦发生肝缺血,可能导致非常严重的后果。因此,对这样的病例,更应该进行有创循环监测,以迅速地判断和处理低血容量。

尽管麻醉药物导致的肝炎罕见,但对氟烷的使用应该保持警惕。既往经氟烷麻醉后出现不明原因发热或发生黄疸的患者绝对不应该再次使用氟烷。

一旦术后出现肝功能损害,治疗主要以支持疗法为主。全面评估可能的因素,停用可疑药物。并注意鉴别是否是肝外胆汁梗阻所致。

第三节　胃肠及胰腺手术的麻醉

对胃肠及胰腺等部位的手术应考虑下列问题。

一、吸收和营养不良

胃肠道负责消化和吸收几乎所有的营养物质,因此胃肠道功能的异常可导致营养物质的消化及吸收障碍,容易出现营养不良。如胃病可能伴有缺铁性贫血和内因子缺乏,也可能因维生素 B_{12} 缺乏导致巨幼细胞性贫血;胆盐分泌减少可影响脂肪吸收,胰液减少会妨碍蛋白质、脂肪的消化及吸收。

对于慢性疾病患者,特别是危重患者,纠正长期的营养不良非常重要,不仅可改善术后伤口愈合,而且能减少术后并发症,缩短住院时间及改善预后。

二、水、电解质失衡

由于摄入不足、体液丢失、电解质渗入腹腔等原因,该部位疾患患者均存在不同程度的水、电解质失衡。通常水、电解质缺乏的程度可反映病程的长短和体液丢失的部位。

术前可从一些临床症状来评估水、电解质失衡的程度,包括心率、血压、尿量、皮肤的饱满程度等。有临床意义的实验室指标有红细胞比容、电解质及尿素氮等。必要时可监测中心静脉压和肺毛细血管楔压,进一步评估患者的血容量并指导治疗。

三、气道保护

主要是预防围麻醉期间(特别是麻醉诱导和气管拔管期间)的反流、误吸。反流、误吸所导致的后果取决于吸入物质的性质和量。若为固体则为气道机械性梗阻,中性液体出现类似溺水的表现,一定量的酸性液体(25 mL 或 0.4 mL/kg)即可导致门德尔松综合征。

通常认为,择期手术患者误吸的诱因是胃或肠梗阻、吞咽不协调、意识不清。区域阻滞的腹内手术,可因术中牵拉内脏致腹肌紧张、鼓肠、恶心、呕吐,不仅影响手术操作,且对咳嗽反射减弱的患者易导致误吸。

对手术期间容易发生反流误吸的患者,可采用以下措施保护气道:术前使用胃排空药(如甲氧氯普胺)减少胃内容物;使用抗酸药提高胃内容物的 pH,或术前放置胃管等。传统观点认为 Selick 手法(诱导时压迫环状软骨)可防止反流误吸,但实际上反而导致胃食管括约肌松弛。

一旦出现反流误吸,应立即将患者头侧向一边,用吸引器吸干净口咽部呕吐物。若出现支气管痉挛可使用 β 受体激动药,扩张支气管不仅可改善呼吸,而且可改善支气管黏膜绒毛功能,促进绒毛清除分泌物。然后再根据患者状况使用抗生素或糖皮质激素。目前对误吸患者使用抗生素已无异议,但无明显证据证明糖皮质激素有益。

目前不太提倡进行支气管肺泡灌洗,除非是需要取出异物。因为灌洗不仅可能将吸入物冲进更小的支气管中,使排出更加困难,而且可能损伤支气管绒毛功能,黏膜绒毛的清除和咳嗽反射比选择性肺段灌洗更加有效。

四、麻醉管理中的特殊问题

(一)急腹症

急腹症手术患者的特点是病情紧急,多数病情危重,麻醉前准备的时间短,甚至无任何时间进行准备,对患者的既往病史也难以全面了解,很难纠正患者存在的生理功能紊乱,因而存在许多不安全隐患。统计分析也显示,急症手术的死亡率和并发症均为择期手术的 2～3 倍。因此,对急腹症手术的麻醉更应该做到有备无患。

急腹症患者多因急性大量失血或严重液体分布性异常而处于休克或类休克状态,前者多见于内脏、血管破裂,后者常为胆道感染、弥漫性腹膜炎等严重感染性疾病。而伴随的剧烈疼痛不仅加重休克,而且干扰患者呼吸功能。此外,胃内容物的反流致误吸也是急腹症患者面临的另一风险。由于严重的创伤、疼痛、恐惧及所用的镇痛药均不同程度地延长胃排空,因此急腹症患者应按饱胃患者处理。

急腹症一般选择气管插管全身麻醉,但应该视患者状况和血流动力学的变化调整麻醉药剂量,既要达到一定的麻醉深度,又不致循环功能的严重抑制。由于急腹症患者多处于高代谢状态,氧耗量大,更要仔细评估气管插管的难易程度,避免因困难插管引发意外。

术中加强监测。对大量失血失液患者应尽快行中心静脉穿刺,一方面有利于快速输血补液,另一方面可了解循环容量状态。尿量的监测同样重要,不仅间接反映血容量,而且可以了解肾功能情况。另外,术中应注意保温。

(二)重症胰腺炎

重症胰腺炎患者因呕吐、肠麻痹、出血、体液外渗等原因而出现严重血容量不足和水、电解质紊乱,需要处理的紧急情况有脱水、低钙血症以及高血糖。由于胰腺在缺血、缺氧情况下分泌心肌抑制因子(如低分子肽类物质),抑制心肌收缩力,术中应注意预防和治疗循环衰竭。而且胰腺炎继发腹膜炎后,可致大量蛋白液渗入腹腔,使血浆渗透压降低,容易诱发肺间质水肿、呼吸功能减退,甚至发生急性呼吸窘迫综合征(ARDS)。

(三)类癌综合征

胃肠道是大部分类癌瘤发生的原发部位,其可分泌不同的肽类物质,如 5-羟色胺、缓激肽和组胺。该病患者出现的临床症状取决于分泌肽的类型,典型症状包括皮肤潮红、腹痛、腹泻、支气管痉挛以及低血压等。但并非所有的患者均会出现临床症状。

对于类癌综合征患者,围术期应尽量避免可引起组胺释放的不良刺激,如焦虑、高碳酸血症等。麻醉力求平稳,适当控制麻醉深度,避免各种应激反应和儿茶酚胺释放因素。手术挤压肿瘤、变动体位、缺氧、二氧化碳蓄积、低血压等因素都会促使类癌的活性物质(5-羟色胺及缓激肽)分泌增加,应严密监护,注意供氧和维持呼吸道通畅,一旦出现支气管痉挛,应立即施行正压控制呼吸,同时给予解痉药物。用于治疗类癌综合征的药物主要是奥曲肽,可以抑制类癌瘤释放激素。术前可预防性给药(术前 1 小时静脉注射 $10\sim100~\mu g$),术中出现类癌综合征危象时,可缓慢静脉注射 $10\sim100~\mu g/h$,直至症状控制。

(四)容量治疗

围术期腹部外科患者中普遍存在绝对的或相对的容量不足,合适的液体治疗在维持患者围术期间血流动力学的稳定、改善器官组织灌注及氧供和维护机体内环境的稳态中,发挥着重要的作用。

尽管就围术期最佳液体治疗方案而言,依然充满争议,但对胃肠道手术,最近研究显示相对限制的静脉输液可改善此类患者术后的生理状态,减少并发症,促进胃肠功能的恢复和缩短住院时间。但对于消化道溃疡和肿瘤大出血患者最好依据中心静脉压或肺毛细血管楔压进行容量治疗。

(五)氧化亚氮的使用

氧化亚氮因其自身的优势依然活跃在临床麻醉实践中,但对于胃肠道手术,特别是胃、肠梗阻患者需要注意。因为氧化亚氮在血中的溶解度是氮气的34倍,其进入含气体腔的速度比氮气快,因此可能引起肠扩张。若在原来肠扩张很严重的情况下,肠腔压力的进一步升高可能导致肠缺血或坏死。而且肠腔体积的增大给手术操作也带来不便。所以有学者建议对胃肠梗阻患者不使用氧化亚氮。

第四节　甲状腺手术的麻醉

甲状腺分泌的甲状腺素是细胞代谢的重要调节因素,尽管甲状腺激素在生长和生理多项功能中发挥重要作用,麻醉医师最关心的还是甲状腺疾病对心血管系统的影响。主要表现在增强组织器官对交感刺激的反应和心肌内源性收缩状态,使β受体上调而α受体数量的减少。

一、气道管理

甲状腺明显肿大的患者,麻醉后可能由于肌肉松弛,气道失去支撑,肿大的甲状腺可能会压迫气管,致通气困难,甚至窒息的发生。因此,麻醉医师应加强对甲状腺疾病患者的气道评估和管理。

对明显肿大的甲状腺和胸骨后甲状腺患者,应考虑是否有气管压迫。气管软化试验可提供有益的信息。对可能存在困难气管插管和气管软化试验阳性患者,应该选用清醒气管插管或气管切开,并选择钢丝气管导管,气管已经软化的患者肿瘤切除后应做气管悬吊或气管切开。

手术操作不仅可使声带及气管与气管导管壁彼此摩擦,而且可直接损伤气管壁,易引起喉头气管水肿;此外,术中损伤喉返神经,以及术后的创面出血也可压迫呼吸道,这些因素均可导致患者术后呼吸道梗阻。因此,手术结束后只有待患者完全清醒,咽喉保护性反射已完全恢复后,方可考虑拔除气管导管。必要时应该采用分步拔管的方法,首先将气管导管退至声门下,观察患者呼吸道是否通畅,呼吸是否平稳,如果情况良好,则可考虑完全拔除气管导管,并继续观察是否出现呼吸道梗阻。如果一旦出现呼吸道梗阻,则应立即再施行气管插管术,以保证呼吸道通畅。

二、甲状腺肿瘤手术的麻醉

对较小的甲状腺肿瘤可在颈丛加强化麻醉下完成,但不能完全消除手术牵拉甲状腺时的不适,目前一般选择气管插管全身麻醉。围麻醉期间管理的关键在于诱导过程中的气管插管和手术结束患者清醒后的拔管。手术还可能因无意切除甲状旁腺致术后甲状旁腺功能低下,一般术后 24～96 小时即可出现低钙血症症状。补钙即可控制其症状。

三、甲状腺功能亢进症患者的麻醉

甲状腺功能亢进症患者麻醉的最重要原则是在手术前尽量使其甲状腺激素分泌正常。术前一般使用碘剂和硫脲类药物(如丙基硫氧嘧啶和他巴唑)来控制甲亢症状。加用 β 受体阻滞剂可有效减轻交感过度兴奋的临床症状。然而尽管因未控制的阵发性房颤所致的心力衰竭可因控制心率而改善,但由甲状腺功能亢进导致的左心功能异常不会因使用 β 受体阻滞剂而得到纠正。而合并有充血性心力衰竭或支气管痉挛的患者 β 受体阻滞剂不能作为常规用药。另外,糖皮质激素可以减少甲状腺素的释放和 T_4 向 T_3 的外周转换,可适当选用。

择期手术经积极处理后,若甲状腺功能亢进症症状得到基本控制(基础代谢率＜＋20％;脉率＜90 次/分钟,脉压减小;患者情绪稳定,睡眠良好,体重增加等),则可考虑手术。但所用的抗甲状腺药物均应该继续使用到术晨。

术前适当镇静。对某些精神高度紧张的患者,可选用芬氟合剂镇静。用东莨菪碱减少呼吸道分泌物。应该强调的是,对于有呼吸道压迫或梗阻症状的患者,麻醉前镇静或镇痛药应减少用量或避免使用。

术中维持一定的麻醉深度,避免过度的交感兴奋,同时不宜使用拟交感活性药物,即使甲状腺功能正常的患者也不宜使用氯胺酮和氟烷。甲状腺功能亢进症患者术中即使出现低血压最好采用直接作用的血管紧张剂,而不是引发儿茶酚胺的药物。肌松药的选择也很重要,如泮库溴铵可增加心率而不宜使用。

甲亢危象是术中或术后发生的甲状腺功能亢进症恶化并危及生命的一种严重并发症。可能与创伤刺激、手术挤压等致甲状腺素的大量释放入血有关。主要表现为高热、心动过速、心律失常、充血性心力衰竭等。处理的紧急措施包括物理降温、静脉滴注糖皮质激素,应用 β 受体阻滞剂降低心率和使用碘剂等。若出现心力衰竭或快速房颤,应及时使用地高辛治疗。

第五节　腹腔镜手术的麻醉

腹腔镜手术技术越来越被外科医师和手术患者接受。与传统开腹手术相比,腹腔镜手术具有创伤小、恢复常规饮食早、住院时间短的特点,尽管其手术时间较长、手术费用及并发症发生率较高。对于麻醉医师而言,腹腔镜手术所遇到的主要问题是人工气腹和特殊体位对患者的生理病理造成的干扰。

一、对患者生理功能的影响

人工气腹及腹腔镜手术的特殊体位,对人体生理功能会产生一系列的影响,以下主要介绍对呼吸功能和循环功能的影响。

(一)腹腔镜手术对呼吸功能的影响

对呼吸系统的影响主要表现在:人工气腹引起腹内压升高,致膈肌上移,从而使胸廓、肺顺应性减小 30%～50%,还可导致功能残气量降低和气道压力升高,后两者的改变可能会引起通气/血流失调。头低位会更加加剧上述改变。其次是肺泡通气量的下降和通过腹膜二氧化碳的快速吸收,常致二氧化碳分压升高,高碳酸血症。当 $PaCO_2$ 升高引起酸中毒时对器官功能有一定影响。如果术前患者的时间肺活量小于预计值的 70%,扩散能力小于预计值的 80%,表示患者有高碳酸血症和呼吸性酸中毒的危险。但人工气腹引起的 $PaCO_2$ 升高一般通过增加肺泡通气量 10%～25% 即可消除。对肥胖和既往有呼吸系统疾病的患者更应加强对呼吸的监测和支持。

(二)对循环功能的影响

对循环功能的影响包括气腹、体位、高二氧化碳血症、迷走神经张力增高和心律失常等方面。研究表明,建立人工气腹时,心排血量会下降,且心排血量下降程度与充气速度呈正相关,并且增加对外周血管床的压迫。有研究表明,当腹内压增加到 2.00 kPa(15 mmHg),心脏指数下降 30%,外周阻力增加 79%。因此有学者建议,为避免对心血管的影响,腹内压最好不要超过 1.60 kPa(12 mmHg)。一般健康或轻度心血管病变的患者可以耐受这种变化,但对中度及中度以上心血管疾病者,应该减慢 CO_2 充气速度和控制腹内压。心排血量减少的其他原因还有气腹后腔静脉受压致回心血量减少等。术中头高位后,患者的心脏充盈压、中心静脉压和肺毛细血管楔压均有不同程度的下降。尽管高碳酸血症理论上可引起心律失常,但腹腔镜手术中心律失常的发生与二氧化碳的关系尚难肯定。鉴于长时间的气腹加上体位变化对 ASA Ⅲ 或 Ⅳ 级的患者影响较大,有学者描述了通过腹壁牵引装置以避免使用气腹的"无气腔镜"技术。

此外,还有大量病例报道了腹腔镜手术相关低血压、低氧血症及心血管功能衰竭,其原因有:高二氧化碳血症诱发的心律失常;牵拉腹膜引起反射性的迷走神经张力升高;气腹压迫下腔静脉致回心血量剧减;以及损伤血管致大出血及气栓。

二、腹腔镜手术的常见并发症

腹腔镜手术的最常见并发症是皮下气肿,其他还有纵隔、胸腔、心包积气,气体栓塞,意外的气管导管滑入支气管,血管损伤及内脏器官损伤等。据统计,腹腔镜胆囊切除术的死亡率约 0.01%,还有 1% 患者需改行开腹手术,其他脏器穿孔发生率约 0.2%,总胆管损伤 0.2%～0.6%,大出血 0.2%～0.9%。总体而言,腹腔镜胆囊手术较轻的手术并发症多于开腹手术,但全身并发症如术后肺部感染等要低于后者。

(一)皮下气肿

皮下气肿发生率为 0.4%～2%。多数是因为建立人工气腹时,穿刺针没有穿通腹膜而是在腹壁组织中,注入的气体进入腹壁各层之间的空隙所致。还有的是反复穿刺,损伤腹壁,过高的腹内压迫使 CO_2 沿损伤处扩散;充气速度过快;手术时间过长等。对于术中出现 $PaCO_2$ 显著升高而增大潮气量仍不能很快使其恢复者,均应怀疑 CO_2 皮下气肿。

(二)纵隔、胸腔、心包积气

脐带残存结构可能导致腹腔与胸腔、心包腔相通或其间结构薄弱,可能导致腹腔二氧化碳进入胸腔、纵隔和心包,或腹膜外气肿延至纵隔。大范围纵隔气肿或心包积气时后果严重,表现为呼吸气促,甚至休克或心跳骤停,应立即停止手术,穿刺排气。

(三)气栓

腹腔镜手术严重的并发症之一。一般发生在人工气腹建立时,多为注气针误入血管所致。二氧化碳溶解和弥散性能好,小的气栓能很快经吸收而消失,但若为惰性气体则后果严重。

少量气栓(0.5 mL/kg 气体)可引起心脏多普勒声音改变和肺动脉压力升高,大量气栓(2 mL/kg)可发生心动过速、心律失常、低血压、中心静脉压升高、心脏听诊有"磨坊"样音、发绀、右心扩大的心电图改变等。经中心静脉导管抽出气体可诊断气栓。

发现气栓后应立即停止充气或气腹放气;采取头低左侧卧位,减少气体进入肺动脉;用氧化亚氮麻醉者停吸氧化亚氮改用纯氧;增加通气量;循环功能支持;必要时插右心导管或肺动脉导管抽气,可疑脑栓塞者建议高压氧舱治疗。

三、腹腔镜手术的适应证和禁忌证

除了颅内高压、脑室腹腔分流术后等少量疾病不宜采用腹腔镜手术外,其余均可使用腹腔镜微创技术。研究表明,呼吸功能不全的患者应用腹腔镜手术可减少术后呼吸系统并发症,尽管术中管理困难加大。若能在气腹时限制腹压,进行母、胎监测,保证母体充分供氧和正常的二氧化碳张力,积极预防仰卧位综合征和栓塞,即使对患胆道疾病需手术治疗的三期妊娠患者,仍可安全地进行腹腔镜胆囊手术。但对肾功能不全的患者,由于腹内压增高对肾血流不利,为防止术后肾功能不全恶化,应加强对血流动力学管理,并避免使用有肾毒性的麻醉药物。

四、腹腔镜手术的麻醉选择

由于术中多种因素可引发高碳酸血症,因此,一般而言,腹腔镜手术均采用带气囊的气管导管插管全身麻醉或气管插管全身麻醉复合椎管内阻滞。尽管有喉罩用于腹腔镜手术的报道,但由于腹腔镜手术患者腹内压增高后致气道压升高,若超过一定限度,喉罩可能出现漏气,并且还有反流误吸的危险。因此,喉罩通气只能作为腹腔镜手术的一种"备用选择"。

五、腹腔镜手术的术中管理

因腹腔镜手术的特点,麻醉诱导、术中监测及术后处理均与常规手术略有差异。

(一)麻醉处理

麻醉的诱导和维持与开腹手术的全身麻醉相同,但对心血管功能较差的患者应避免使用抑制心肌的麻醉药。需要注意的是在麻醉诱导加压给氧去氮时,尽量采用略小的潮气量、高呼吸频率的辅助呼吸方式,避免大量气体进入胃,干扰手术操作。有研究表明,在腹腔镜手术前放置胃管,可减少胃肠道穿孔,有利于右上腹牵开而改善腹腔镜术野。

对麻醉药,氧化亚氮在使用过程中可产生肠胀气和恶心,因此在腹腔镜手术中是否应用此麻醉药存在争议。异丙酚因具有一定的抗术后恶心呕吐作用而倍受青睐。

(二)术中监测

除了常规监测外,腹腔镜手术术中应注意监测呼气末 CO_2($P_{ET}CO_2$)。一些腹腔镜手术的并发症,如 CO_2 皮下气肿、气管导管意外滑入支气管等,均可经 $P_{ET}CO_2$ 早期发现。因为心排血量降低和通气/血流比值异常时,$P_{ET}CO_2$ 往往低于动脉 CO_2 分压,因此,必要时还可监测动脉血气。对于危重患者,需直接进行动脉压、中心静脉压或肺动脉压、肺毛细血管楔压监测,防止麻醉诱导、建立气腹和体位变动时,血流动力学的剧烈改变。由于心排血量与腹内压呈反相关关系,因此,对此类患者更应注意监测腹内压和血流动力学的变化,最好将腹内压控制在 $1.07 \sim 1.60$ kPa($8 \sim 12$ mmHg),并注意头高位的程度。对术中出现难治性持续性的高碳酸血症、酸中毒或混合静脉血氧饱和度降低的患者必要时也可适当放气,降低腹内压力。

在腹腔镜手术中,通过置入注气套管建立气腹非常重要,将 Veress 针和套管盲插腹腔有损伤腹壁血管、胃肠道、肝脾及大血管的可能性。Gee 等回顾 2 201 例腹腔镜手术,发现损伤大血管的可能性为 0.14%,并主要集中在左髂总静脉、右髂总动脉和左髂内动脉。为避免置入 Veress 针和套管引起的以外损伤,Hasson 等采用小腹腔镜技术建立气腹,然后在小腹腔镜切口处置入大的套管,这样可以减少 Veress 针和套管盲插腹腔引起的损伤。

还有研究表明,腹腔镜手术术中低血压和低温的发生率分别为 12.9% 和 6.2%,而开腹手术为 3.4% 和 2.9%,31.4% 的腹腔镜手术患者回恢复室的温度为 $35\ ℃$。其中低血压与气腹、体位有关,但低温原因目前还不清楚。提示对腹腔镜手术患者术中应注意保温。

六、腹腔镜手术的术后处理

开放胆囊手术术后呼吸功能异常的特点是以限制性呼吸功能异常为主,主要表现为肺活量和功能余气量的减少。原因主要是术后疼痛所致。腹腔镜手术避免腹部切口,减轻术后疼痛,降低了术后呼吸系统并发症的发生率。

但是腹腔镜手术也有其特有的不足之处,如术后恶心呕吐的发生率高达

40%～70%，特别是年轻的女性患者。有学者认为除了阿片类麻醉药外，气腹也有一定的致术后恶心呕吐作用。因此，对腹腔镜手术患者，应考虑预防性使用5-羟色胺受体拮抗剂，如昂丹司琼等。

开腹手术患者的疼痛主要为腹壁伤口疼痛，而腹腔镜手术后患者疼痛为内脏性疼痛，如术中膈肌受牵拉导致的术后肩部不适或疼痛，胆囊切除术后的胆道痉挛和输卵管手术后的盆腔痉挛性疼痛等。疼痛治疗对其一般均有效。

第五章

神经外科的麻醉

第一节　神经生理基础

一、脑血流和脑代谢

正常人平均动脉压(mean arterial pressure,MAP)在 6.67～18.67 kPa(50～140 mmHg)范围内波动时,脑血流(cerebral blood flow,CBF)可以自动调节,维持稳定状态。超出此范围,CBF 随脑灌注压(cerebral perfusion pressure,CPP)呈线性增高或降低。

影响 CBF 的因素包括以下几点。

(一)代谢状况

脑代谢需求是决定 CBF 的主要因素。处于癫痫发作、疼痛、焦虑、发热等状态的患者,在脑氧代谢率(cerebral metabolic rate of oxygen,$CMRO_2$)增加的同时,CBF 也明显增加。

(二)$PaCO_2$

$PaCO_2$ 在 2.67～10.67 kPa(20～80 mmHg)范围内变化时,CBF 与 $PaCO_2$ 呈线性相关,$PaCO_2$ 每增减 0.13 kPa(1 mmHg),CBF 相应增减 4%。过度通气使 $PaCO_2$ 降低,引起脑血管收缩,CBF 下降,是神经外科麻醉的重要原则之一。但这种效应是短暂的,因为 $PaCO_2$ 对 CBF 的影响与脑脊液(cerebrospinal fluid,CSF)中 HCO_3^- 浓度的变化有关。随着时间的推移,CSF 内 HCO_3^- 产生减少,CSF 的 pH 逐渐下降,其作用逐渐减弱,12～24 小时后消失。故长时间过度通气时,$PaCO_2$ 对 CBF 影响有限。

（三）PaO_2

CBF 对 PaO_2 变化不敏感。PaO_2 在 $6.67 \sim 40.00$ kPa（$50 \sim 300$ mmHg）时，对 CBF 影响很小。轻度低氧 $PaO_2 > 6.67$ kPa（50 mmHg）时 CBF 增加，与组织缺氧性乳酸中毒导致的血管扩张有关。CPP、$PaCO_2$ 和 PaO_2 对 CBF 的影响见（图 5-1）。

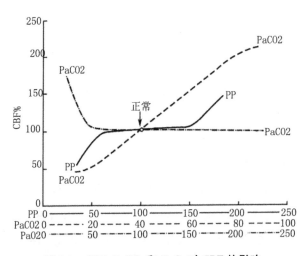

图 5-1　CPP、$PaCO_2$ 和 PaO_2 对 CBF 的影响

（四）温度

低温降低脑代谢，从而降低 CBF。体温每降低 $1\ ℃$，$CMRO_2$ 约降低 5％。

（五）血液黏稠度

红细胞比容（hematocrit，HCT）在 30％～50％时，CBF 不受影响。HCT $<$30％时，血黏度降低，CBF 增加。

二、颅内压

颅内压（intracranial pressure，ICP）的正常值为 $0.67 \sim 1.60$ kPa（$5 \sim 12$ mmHg）。颅腔内包括 3 种无伸缩性的成分：脑组织 $1\,200 \sim 1\,600$ mL，血液 $100 \sim 150$ mL，脑脊液 $100 \sim 150$ mL。ICP 的变化反映了颅腔内容物容积的变化。任何一种成分逐渐或小量增加，均会引起另外一种或两种成分代偿性减少。但此代偿机制是有限的，一旦达到极限，任何一种成分增加将导致 ICP 明显升高（图 5-2）。

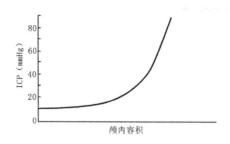

图 5-2 颅内顺应性曲线

第二节 神经外科麻醉技术

一、麻醉药物对脑神经生理的影响

麻醉药物对脑神经生理的影响见表 5-1。

表 5-1 麻醉药物对脑神经生理的影响

药物	脑血流(CBF)	脑氧代谢率(CMRO$_2$)	脑血管直接舒张作用
氟烷	＋＋＋＋	－	是
恩氟烷	＋＋	－	是
异氟烷	＋	－	是
地氟烷	＋	－	是
七氟烷	＋	－	是
N$_2$O	＋	＋	是
N$_2$O＋吸入麻醉药	＋＋	＋	
N20＋静脉麻醉药	0	0	
硫喷妥钠	－	－	否
依托咪酯	－	－	否
丙泊酚	－	－	否
咪达唑仑	－	－	否
氯胺酮	＋＋	＋	是
芬太尼	－	－	否

注:＋代表增加;－代表减少

(一)吸入麻醉药

除 N_2O 外,多数吸入麻醉药降低脑代谢和氧需要量,但大剂量时可增加 CBF 和 ICP,破坏自动调节功能。氟烷对脑血管扩张效应最强,恩氟烷次之, N_2O、七氟烷和异氟烷最弱。恩氟烷可引起癫痫发作,特别是伴随低碳酸血症时,因此神经外科手术麻醉应避免应用恩氟烷。

(二)静脉麻醉药

除氯胺酮外均可降低脑代谢、CBF 和 ICP。氯胺酮增加 ICP,因此避免在神经外科手术中使用。丙泊酚和硫喷妥钠可以很好地保留机体对 CO_2 的反应和 CBF 的自动调节,同时由于降低脑代谢和氧需求量,具有一定的神经保护效应。

(三)麻醉性镇痛药

如果避免呼吸抑制引起的 $PaCO_2$ 升高,麻醉性镇痛药对 CBF 和 ICP 基本没有影响。机体保持对 CO_2 的反应。舒芬太尼对 CBF 和 $CMRO_2$ 呈剂量相关性抑制。随剂量增大,脑电图显示癫痫发生率增加,但癫痫波的出现似不影响 CBF 和 $CMRO_2$。瑞芬太尼是纯粹的 μ 受体激动剂,起效快,持续时间短,无蓄积作用,可控性好,无组胺释放,降低颅内压,克服了芬太尼作用时间长、有蓄积、苏醒迟等缺点,非常适用于颅脑手术的诱导和持续泵注术中维持。

(四)肌肉松弛药

肌肉松弛药不能通过血-脑屏障,对脑血管无直接作用。但在神经外科患者,由于使用肌松药后脑血管阻力和静脉回流阻力降低,可间接使 ICP 下降。琥珀胆碱因为引起肌颤在升高静脉压的同时升高 ICP,但影响程度轻,作用时间短,临床意义不大,紧急情况下可以考虑使用。对于择期手术,首选非去极化肌松药。潘库溴铵具有升高血压的不良反应,在 CBF 自动调节机制受损和颅内病变患者,可明显增加 CBF 和 ICP。阿曲库铵的代谢产物 N-甲四氢罂粟碱,具有兴奋脑功能作用,大剂量时可使脑电图转变成唤醒形式,但并不明显影响 CBF 和 $CMRO_2$。维库溴铵无组胺释放,适用于心肌缺血患者,重复用药可能有蓄积,应分次给药,可用于肾衰患者,偶有组胺样反应,适用于颅脑手术全麻诱导。

(五)局部麻醉药

20 分钟内静脉滴注普鲁卡因 750 mg,对 CBF 未见影响。利多卡因不降低脑内能量,也不引起无氧代谢活动。利多卡因除具有突触传递抑制作用外,还具有膜稳定作用,能阻断 Na^+ 通道,从而降低膜离子泵负担和 $CMRO_2$。据此认为利多卡因可能较巴比妥类具有更强的脑保护作用。

二、麻醉方法的选择

(一)选择依据

1.病变部位

小脑肿瘤术中可能出现呼吸干扰；小脑扁桃体疝的强迫头位，患者无法坚持手术体位；深部肿瘤、坐位手术等需采用全麻。开颅垂体瘤手术、侧卧位下作听神经瘤切除术等均需选用全麻。

2.手术复杂程度

凡拟行控制性降压的脑动静脉畸形切除手术；动脉瘤手术或显微外科手术；经蝶小垂体瘤切除手术均应采用全麻。颅骨修补、脑室心房引流或脑室腹腔引流、大脑半球凸面肿瘤切除等较简单手术可采用全麻或强化麻醉加局麻。

3.患者情况

处于昏迷状态、伴有精神症状、癫痫史或不合作的幼儿均应选用全麻。

(二)常用麻醉方法

1.局部麻醉

在患者合作的前提下，单纯局麻适用于简单的颅外手术、钻孔引流术、神经放射介入治疗术、立体定向功能神经外科手术等。在局麻下施行开颅手术，有时也可做到基本无痛。脑组织本身无痛觉，但这远达不到现代人对麻醉的较高需求，尤其下列部位可出现明显疼痛：①脑膜中动脉周围-上颌和下颌神经支；②硬脑膜深皱褶、大脑镰前端及天幕等处-眼神经支；③颅前窝底部硬脑膜的内侧-筛前神经；④颅后窝硬脑膜-颈1~2脊神经支和颈上交感神经节节后纤维；⑤动脉环和颅神经附近-交感神经纤维。

2.全身麻醉

全身麻醉是神经外科手术中最常采用的麻醉方式，要求做到诱导迅速平稳、无呛咳或屏气、气管插管反应小，通气良好，静脉压无增高、$P_{ET}CO_2$ 控制满意、脑松弛、出血少、术野干净，并全面监测；术毕清醒快，无麻醉药残留作用。根据麻醉维持中的给药途径分为吸入全麻、静脉全麻和静吸复合全麻。

(1)吸入全麻：术中根据患者的情况吸入 1~1.3 MAC 的异氟烷、七氟烷等，1 MAC 用于神经外科患者比较适当。

(2)静脉全麻：称全凭静脉麻醉（total intravenous anesthesia，TIVA），是将镇静催眠药、镇痛药、肌松药、应激反应抑制药灵活联合使用，达到所需的麻醉状态,不需要任何吸入麻醉。理想的 TIVA 药物应具备如下条件:易通过血-脑屏障,与受体特异性结合效价高,作用部位-血浆药物平衡时间短,作用起效快;持续时间短、量-效直线相关,连续给药,可调性强,代谢产物无作用;无蓄积作用,作用消失迅速而完全;对脏器功能影响小,无毒性作用。TIVA 的主要优点:①可吸入高浓度 O_2,对于脑缺血患者较好;②心血管抑制较轻;③不需吸入麻药的设备,可用于战时、贫穷的地区;④对 N_2O,吸入麻药禁忌者可用;⑤无诱发恶性高热的危险;⑥术后恶心、呕吐的发生率较低;⑦空气污染小。因此 TIVA 是目前国际神经外科最适用及先进的麻醉方式。临床实践和研究证明此麻醉方法经过平稳、顺利,镇静、镇痛作用满意,术中能控制 ICP,维持脑氧供需平衡及脑代谢,脑血流的良好匹配,术毕苏醒快。

靶控输注(target control infusion,TCI):即麻醉医师设定并调整血药浓度来维持一定的麻醉深度以满足临床需要,通过 TCI 输注系统利用计算机程序控制输注泵,根据有效的药动学模型自动计算并调整输注速率,达到并维持预计的血药浓度。TCI 与人工控制输注相比,血药浓度比输注速率更能反映麻醉深度,并将复杂的输注速率的计算过程交给输注泵,平稳控制血药浓度,使静脉麻醉更为方便,更易于控制。术中血流动力学平稳,患者苏醒迅速,安静无躁动。

(3)静吸复合全麻:低浓度(0.5~0.8 MAC)吸入麻醉药与小剂量静脉镇静催眠药及镇痛药复合,可以取长补短,可用于神经外科麻醉。

三、麻醉中的患者管理

(一)神经系统监测

主要包括颅内压、脑血流、脑代谢和电生理的监测。

1.颅内压(ICP)监测

临床上需要 ICP 监测的指征为头部 CT 扫描中线移位超过 5 mm,视乳头水肿,剧烈呕吐、头痛、一过性失明。主要有以下方法(图 5-3)。

(1)侧脑室测压:是监测 ICP 的金标准。留置导管可以同时引流脑脊液,是降低 ICP 的治疗手段之一。缺点是置管时有出血风险、长期留置导管可能引起感染以及对脑水肿和脑室小的患者,操作有一定困难。

(2)蛛网膜下腔-硬脑膜下测压:经颅骨钻孔,置入导管或中空螺栓,在蛛网膜下腔放入传感器或光纤装置。并发症包括出血和感染。测定值通常低于 ICP 实际值。

(3)经脑实质测压:将一个微型硅树脂装置插入脑实质测定 ICP。此方法操作简单,测量精确,特别在危重情况时,非神经外科医师即可完成操作,应用日益广泛。

(4)硬膜外腔测压:结果不可靠,已基本摒弃。

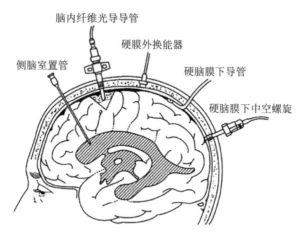

图 5-3 颅内压监测方法

2.脑血流监测

(1)脑血流量(CBF):经颈内动脉注入放射性 133Xe,通过 133Xe 被吸收或注射后在标定的头部位置上的闪烁计数来记录其放射量的衰减得出 CBF,是 CBF 测定的金标准。但由于用放射性元素、技术上的难度和对缺血诊断缺乏特异性等问题,限制了其在临床上的应用。另外还有单光子发射断层扫描(SPECT)、正电子发射断层扫描(P_{ET})等方法。

(2)脑血流速度(CBFV):采用经颅多普勒(TCD),测定大脑中动脉直径和流速变化来评价脑血流。因为是一种无创手段,TCD 可以间断或连续用于手术中监测,以及诊断脑死亡。术中头位的变化对精确度有一定影响而受到限制。用激光多普勒还可测定脑局部血流。

(3)临床上可用以下公式计算:

$$脑血流量(CBF)=\frac{脑灌注压（CPP）}{脑血管阻力（CVP）}=\frac{MAP-ICP}{CVP}$$

3.脑代谢监测

(1)脑氧代谢率($CMRO_2$):向颈内静脉球部和动脉置管,同步抽血测定二者的血气,可计算出 $CMRO_2$。$CMRO_2=CBF\times(CaO_2-CjvO_2)$。当 CBF 不变时,脑动静脉氧含量差($CaO_2-CjvO_2$)可以反映 $CMRO_2$ 的变化规律。持续测定颈内静脉血氧饱和度($SjvO_2$)对了解脑氧摄取很有价值。$SjvO_2$的正常值为55％～75％，一旦降低至54％，则提示存在代偿性大脑低灌注压，有脑缺血的可能。但是和体循环混合静脉血相似，它只能代表多个脑区域的综合结果，不能预见脑局部血流障碍。

(2)局部脑血氧饱和度(rSO_2)：应用近红外线分光镜进行无创测定局部脑组织的氧饱和度。主要反映静脉血氧饱和度(SvO_2)，可代表脑的氧供。临床上将rSO_2<55％作为脑组织缺氧的界限，连续监测动态变化规律更有意义。颈动脉内膜剥脱和颅内动脉瘤夹闭期间常潜在局部缺血，一般进行双向性监测。

4.电生理监测

电生理监测包括脑电图(electro encephalogram，EEG)、诱发电位(evoked potentials，EP)和肌电图(electromyography EMG)监测。

(1)EEG：用于监测麻醉深度；因 CBF 不足引起的脑缺血阈值；癫痫灶切除术中的定位引导；颈内动脉内膜剥脱术等防止脑缺血及维持合理脑灌注压等都有指导意义。但测定条件要求高，实际临床应用受限。功率频谱分析由计算机综合分析 EEG 提供信息，可反映麻醉深度。

(2)EP：用于监测上行感觉通路(感觉诱发电位)和下行运动通路(运动诱发电位)功能的完整性。①感觉诱发电位：体感诱发电位(SEP)常用于监测脊髓功能；脑干听觉诱发电位(BAEP)用于颅后窝手术特别是脑桥小脑角及脑干部位手术监测，避免Ⅶ、Ⅷ脑神经损伤；视觉诱发电位(VEP)用于视神经或其通道附近手术。②运动诱发电位：用于监测脊髓运动功能。用于脊柱侧凸手术期间可不需唤醒实验；主动脉阻断期间可及时发现脊髓功能障碍。

(3)EMG：用于后颅窝和脑干手术的颅神经监测。

(二)控制颅内压

1.颅内高压

平卧位时 ICP>2.0 kPa(15 mmHg)即为颅内高压。临床上分为3度：2.0～2.7 kPa(15～20 mmHg)为轻度，2.7～5.3 kPa(20～40 mmHg)为中度，5.3 kPa(40 mmHg)以上为重度。ICP>5.3 kPa(40 mmHg)时，CBF 自身调节严重受损，中枢神经缺血缺氧，严重时脑移位或脑疝形成。

2.降低 ICP 的途径

(1)减少脑脊液：脑室引流或脑室-腹腔分流。

(2)缩小脑体积，减轻脑水肿：①利尿剂：首选甘露醇，剂量 0.25～1 g/kg，输注时间>15 分钟；也可使用呋塞米(速尿)0.5～1 mg/kg；②糖皮质激素：作用机制在于加强和调整血-脑屏障功能,降低毛细血管通透性,影响脑细胞内水电解质代谢,还有明显的抗炎作用,防止或减轻间质性脑水肿。首选地塞米松 5～10 mg肌肉或静脉注射,2～3 次/天。

(3)减少脑灌注血量:①适度的过度通气,维持 $PaCO_2$ 于 3.3～4.0 kPa(25～30 mmHg)。过分的过度通气可导致脑缺血,破坏自动调节功能;②脑血管收缩药:硫喷妥钠、依托咪酯、丙泊酚、利多卡因;③控制性降压。

(4)改善静脉回流:头部抬高 30°以降低中心静脉压,避免颈部过度屈曲和扭转,避免胸内压增高(例如咳嗽、气道压增高等)。

(三)术中液体管理

在神经外科患者的补液问题上,神经外科医师要求通过限制输液量来减轻或预防脑水肿,由此易导致低血容量,使麻醉管理容易发生血流动力学不稳定。因此,找到减轻脑水肿和维持足够的有效循环血容量之间的平衡点,是神经外科患者术中液体管理的关键。

(1)严格避免输注低渗溶液,防止血浆渗透浓度降低。水分子可自由通过完整的血-脑屏障(blood brain barrier,BBB),输入低渗溶液,水将沿渗透压梯度进入脑组织,加重脑水肿,升高 ICP 和降低脑灌注。BBB 破坏时,输入的晶体液或胶体液均会通过血管渗到脑组织,加重脑水肿。

(2)对急性脑外伤患者为尽快扩容和维持循环稳定,输注胶体液或血制品比晶体液更适宜。因补液不足造成血流动力学不稳定,脑灌注压不能维持,将加重脑损伤。

(3)除特殊需要,神经外科患者应限制使用含糖溶液。临床和基础研究均表明,术中和术后不适当给予葡萄糖可以加重神经元的损害。成年非糖尿病患者手术时间短于 4 小时者,不会发生低血糖。

(四)脑保护

围术期脑缺血是发生脑功能障碍的主要原因。重视脑保护,可提高患者的生存质量。目前主要采取药物进行脑功能保护。

(1)浅低温:浅低温(33～35 ℃)可明显降低 $CMRO_2$,减少有害物质生成。

(2)巴比妥类药:硫喷妥钠通过抑制神经元电活动,降低 $CMRO_2$,EEG 呈等电位时获得最大保护作用。对局灶性或不完全性脑缺血有保护作用,对完全性脑缺血作用有待证实。常用剂量 10～20 mg/(kg·h)。

(3)吸入麻醉药:异氟烷、地氟烷、七氟烷等均可降低 $CMRO_2$,减轻局灶性脑缺血损伤。

(4)钙通道阻滞剂:常用尼莫地平,减轻全脑缺血后的低灌注,缓解蛛网膜下腔出血后的脑血管痉挛,改善预后。常用剂量 $0.5~\mu g/(kg \cdot min)$ 持续泵注。

(5)控制高血糖:由于葡萄糖无氧代谢后产生过多乳酸,加重细胞内酸中毒。因此,应当控制血糖于正常水平。

(6)皮质激素:用于大多数中风或严重脑外伤病例时未证实有利效应。但大剂量甲泼尼龙可减轻急性脊髓损伤,已获证实。

(五)静脉空气栓塞

坐位下开颅等术野高于右心房水平的手术,有发生静脉空气栓塞(venousairembolism,VAE)的潜在危险。VAE 引起肺毛细血管阻塞,生理无效腔增大。大量气体在右心房形成气泡,阻塞右室流出道。表现为低血压、心律失常、肺动脉压升高、$ETCO_2$ 骤降和低氧血症。

1.诊断

(1)$ETCO_2$:$ETCO_2$ 应用广泛,是最有用的监测手段。但在诊断 VAE 之前必须排除过度通气、低心排量以及其他类型栓塞引起的 $ETCO_2$ 下降。

(2)心前区多普勒:最敏感的无创监测手段,甚至可发现 0.25 mL 空气。探头放置于胸骨右侧第 3~6 肋间,通过中心静脉注入 10 mL 生理盐水验证探头位置。缺点:不能定量分析,不能区别大量气栓和生理不显著气栓。

(3)经食管超声心动图:比多普勒更敏感,可定量,可监测左、右心空气,发现动、静脉气栓。缺点:有创监测,操作困难,需要专业医师完成。

(4)肺动脉导管:为有创检查,肺动脉压(PAP)增高与栓子引起的血流动力学改变有良好相关性,但对于 VAE 不具特异性。

(5)心前区或食管磨轮样杂音:最不敏感,仅见于大量 VAE 时。

2.预防

(1)避免坐位下手术和抬高头部。

(2)预防直立位低血压:术前适量补液,保证足够的血容量。

(3)增加中心静脉压:穿抗晕服或抗休克裤。

(4)PEEP 5~10 cmH_2O。

3.治疗

(1)外科医师用水覆盖术野,用骨蜡封闭颅骨切缘,阻止空气进入。

(2)停止应用 N_2O,提高吸入氧浓度至100%。

（3）调整术野至右心房平面以下,条件允许时改为左侧卧位。

（4）通过中心静脉导管抽出空气。

（5）扩容,使用血管加压药以维持血压。

（6）必要时实施心肺复苏。

第三节　特殊神经外科手术的麻醉

一、颅后窝手术的麻醉

颅后窝位于小脑幕下方,包括脑桥、延髓、小脑和众多脑神经,是呼吸和心血管功能的调节中枢,同时也是脑脊液流出道和主要感觉、运动通路所在区域。颅后窝病变以肿瘤为主,包括小脑半球肿瘤、小脑蚓部肿瘤、第四脑室肿瘤、脑桥小脑角肿瘤和脑干肿瘤。

(一)术前评估

颅后窝病变患者常表现为不同程度的意识障碍、呼吸抑制和颅神经麻痹。术前评估应包括以下内容。

1.肺功能

第Ⅸ、Ⅹ、Ⅺ、Ⅻ对脑神经功能障碍表现为吞咽困难、饮水呛咳、流涎,极易误吸。

2.ICP

小脑蚓部和第四脑室肿瘤易引起梗阻性脑积水,ICP升高出现早,程度重。必要时术前先行脑室引流。

3.容量状态

呕吐的患者可能存在脱水,并且由于术前为降低ICP使用高渗性利尿剂,容易造成血容量不足,导致麻醉诱导时或摆坐位体位时出现低血压。

4.电解质和血糖

特别是对于使用利尿剂和激素的患者,极易合并电解质紊乱及高血糖。

5.心血管功能

鉴别原发性和继发性高血压、心律失常等改变。对合并房间隔缺损、室间隔缺损、卵圆孔未闭等患者,须警惕术中发生矛盾性空气栓塞的可能。

(二)术中管理

1.监测

坐位下颅后窝手术时须警惕发生静脉空气栓塞的可能,对有可能损伤神经的手术应当进行适宜的神经电生理监测。例如脑干听觉诱发电位用于监测听神经瘤术情况,躯体感觉诱发电位用于监测脑干缺血,肌电图用于监测面神经(Ⅶ)功能。

2.体位

坐位、俯卧位或侧卧位。由于并发症多,现坐位手术日益减少。

3.麻醉处理

(1)麻醉诱导力求平稳,避免呛咳、屏气等增加 ICP 的因素。

(2)进行生命中枢手术操作时可导致心血管系统的突然变化,应及时通知手术医师,暂停操作,以免造成不可逆损害,必要时可应用阿托品和β受体阻滞剂。

(三)术后恢复

(1)大部分患者可早期拔管。

(2)巨舌、迷走神经损伤或颈部过分后曲易导致术后气道梗阻。

(3)延髓及高位颈部手术存在呼吸动力不足的危险。

(4)术前情况差、手术切除范围大、明显脑水肿或有手术并发症者术后可暂不拔管,进入 ICU 进行机械通气。

二、垂体瘤手术的麻醉

垂体瘤可以分为功能亢进型、功能减退型和无功能型。功能亢进型包括促肾上腺皮质激素(ACTH)、生长激素(GH)、促甲状腺素(TSH)及催乳素(PRL)等,单独或合并存在,最常见的是腺体分泌 PRL 和 GH。功能减退型和无功能型多由于颅神经受压而求医,如视交叉压迫引起视野缩小、视力减弱,颅神经Ⅲ、Ⅳ、Ⅵ受压引起眼肌运动异常。

(一)术前评估

(1)功能亢进的病例,PRL 异常者一般情况较好,无特殊麻醉问题。

(2)由 GH 异常造成的肢端肥大症或巨人症,麻醉问题有 3 方面。①插管难度:患者常有大鼻子、突颌、巨舌、声门下狭窄,部分患者有单侧声带麻痹,术后可能出现呼吸道不通畅。有些患者有关节痛及骨关节肥大而使颈部活动受限,使气管插管困难。②合并疾病：患者可能有心肌病、充血性心力衰竭或心律失常，也可能有冠心病及高血压。③其他内分泌异常：如糖尿病，甲状腺功能减退或亢进、肾上腺皮质及垂体功能的减退，术前应该仔细作出评估。这类患者需大号面罩、大号咽喉镜、长的气管导管，麻醉诱导前必须先吸氧。凡是垂体手术麻醉，应该有良好的监测，特别是麻醉诱导期。麻醉药物的注射应相对缓慢，因为此类患者对麻醉药物比较敏感。

(二)术中管理

1.气管插管

一般可快速诱导插管，遇到插管困难时可施行清醒状态下纤维支气管镜引导插管。

2.手术入路

经颅入路和经蝶窦入路，后者手术创伤小、并发症少，近年多采用此入路。两种入路均可能有血水流入口腔，故应选用带套囊的气管导管，并在插管后作口咽部填塞，封住食管和导管周围，阻止血液从后鼻孔流入胃内及气管内，防止术后发生恶心呕吐和误吸。

(三)术后恢复

(1)拔管指征完全清醒，肌力恢复，$P_{ET}CO_2 < 4.67$ kPa(35 mmHg)，$SpO_2 > 95\%$，不存在呼吸道梗阻隐患，吞咽反射良好。

(2)术中、术后动态监测 ACTH 或皮质醇变化，适当补充皮质激素。

三、颅内动脉瘤手术的麻醉

颅内动脉瘤常见的发病部位为基底动脉环(Wilis 环)的前半部，多因动脉瘤破裂引起蛛网膜下腔出血(SAH)、瘤体压迫、动脉痉挛或栓塞出现症状。出血和再出血是导致患者死亡的主要原因。蛛网膜下腔的血液发生溶血释放的物质导致血管痉挛，可引起迟发性神经功能障碍，是导致患者死亡的第二原因。

(一)术前评估

(1)评价出血对机体影响，有无 ICP 升高、心律失常、ST 段改变以及低血钠、神经源性肺水肿发生。

(2)保证液体量充足，防止限制入量引起的低血容量。

(3)卧床、镇痛，防止动脉瘤破裂。

(4)使用尼莫地平，解除脑血管痉挛。

(5)3"H"治疗:即高血压(hypertension)、高血容量(hypervolemia)和(或)血液稀释(hemodilution)。理论基础是通过提供最佳 CBF 防止或逆转脑血管痉挛。治疗目标是在扩容的基础上应用血管活性药增加心排血量和血压。建议血流动力学指标达到 MAP 高于正常 15%,CVP>1.60 kPa(12 mmHg),HCT 30%~35%。

(6)了解动脉瘤位置,与外科医师讨论手术入路,预计手术难度。

(二)术中管理

(1)原则:防止动脉瘤破裂,预防脑血管痉挛和 ICP 增高。

(2)监测:①诱导前建立有创动脉测压,诱导后行中心静脉置管;②监测核心体温,夹闭动脉瘤前适度降温,之后复温。

(3)避免血压过高引起动脉瘤破裂,同时维持足够的 CBF,血压维持在诱导前的±10%。必要时实施控制性降压,必须同时考虑脑缺血或其他器官缺血的危险。

(4)有脑血管痉挛时,不能进行控制性降压和过度通气。

(5)动脉瘤夹闭后,应积极扩容(3"H"法)。

(三)术后恢复

术前情况较差、围术期不平稳以及需要抗血管痉挛治疗的患者,术后应转入 ICU。

Glasgow 昏迷评分(GCS)(表 5-2)降低提示可能存在血管痉挛、颅内血肿或脑积水。

表 5-2　Glasgow 昏迷评分法

检查项目	反应	评分
睁眼反应	自动睁眼	4
	对呼唤有反应	3
	对疼痛有反应	2
	无反应	1
语言对答	正常	5
	时有混淆	4
	不恰当措辞	3
	不理解	2
	无反应	1
运动反应(上肢)	能听指挥	6

检查项目	反应	评分
	能定位疼痛部位	5
	对疼痛刺激有正常屈曲动作	4
	对疼痛刺激表现为痉挛性屈曲动作	3
	对疼痛刺激表现为伸直动作	2
	无反应	1

四、严重颅脑损伤患者的围术期处理

严重颅脑外伤根据 GCS 进行分类,GCS<7 分,持续时间>6 小时即为严重颅脑外伤。大约 30％严重脑外伤患者同时合并颅脑以外的多发损伤,包括颈椎骨折脱位、四肢骨折、肋骨骨折或腹腔内出血等,可导致低血压和严重脑缺血。多数颅脑损伤患者的死亡是因为未能及时诊断和清除颅内血肿或无法纠正低氧和低血压。

（一）急救处理

(1)维持、保护气道,确保气道通畅,同时注意保护颈椎。有以下情况时进行气管插管:①气道受损;②通气障碍;③GCS<9;④癫痫发作;⑤需要进行 CT 扫描;⑥需要处理其他损伤。

(2)辅助呼吸,徒手时实施口对口人工通气。

(3)开放静脉通路,控制出血,维持循环稳定。

(4)判断有无神经功能障碍:GCS 分值,瞳孔反射,肢体运动,异常眼球运动。

(5)暴露全身,进一步检查其他部位损伤。

(6)控制 ICP:①监测 ICP;②维持 CPP>9.33 kPa(70 mmHg);③降低 ICP。

(7)控制癫痫发作:地西泮 0.1～0.2 mg/kg,苯妥英钠 15 mg/kg,或硫喷妥钠 3 mg/kg。

（二）麻醉管理

(1)严重脑外伤患者麻醉管理的目标是确定是否存在危及生命的损伤并对其迅速处理,以减少继发脑损伤。

(2)不论患者的神志清醒与否,一律选用气管插管全麻为宜。深昏迷患者可

不用全麻药,仅用肌松药作气管内插管。

(3)应注意患者的饱胃情况,诱导后应迅速控制气道。约10%的脑外伤患者并发颈椎骨折,需作牵引,故气管插管有一定困难。

(4)麻醉药的选择根据颅内扩展病变及失血情况而定。

(5)为了考虑 ICP 及脑含水量问题,若要扩增血容量,最好用清蛋白、羟乙基淀粉液或血液等,优于晶体溶液。尽量减轻气管插管引起的颅内压及循环反应。

(6)颅内高压时常伴发血压显著升高少数超过 26.66 kPa(200 mmHg)、脉压增宽,但一旦掀开颅骨瓣时,血压又骤降至测不到的水平,因此必须作好快速输血的准备,以防进一步脑缺氧。

(三)术后及 ICU 管理

术后及 ICU 管理见图 5-4。

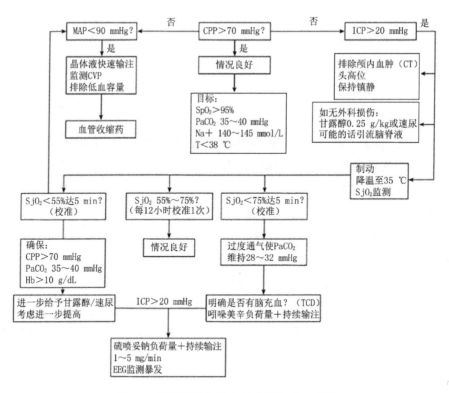

图 5-4 严重颅脑外伤患者术后及 ICU 管理

第六章

血管外科的麻醉

第一节　胸、腹主动脉手术的麻醉

胸、腹主动脉瘤是指因胸、腹主动脉中层损伤,主动脉壁在管腔内高压血流冲击下形成局部或广泛性的永久扩张。主要于先天性主动脉发育异常(如Marfan综合征)、动脉粥样硬化、创伤和感染等。

一、病理分类及病理生理

(一)病理学分类

按照病理学分类,可以分为夹层动脉瘤、真性动脉瘤、假性动脉瘤。

(二)病理生理

动脉瘤的病理生理变化取决于病变的部位、性质和程度,以及涉及到的重要脏器及其并发疾病,其主要病理生理变化有以下几方面。

(1)动脉瘤增大和破裂:动脉瘤逐渐增大,随时可因血压的突然升高而破裂,导致死亡。

(2)主动脉瓣关闭不全、左心功能不全,根部动脉瘤累及冠状动脉时出现心肌缺血。

(3)周围脏器的局部压迫:压迫神经、支气管等。

(4)压迫近端血压增高:尤其是夹层动脉瘤,可以导致左、右或上、下肢体的血压差别很大。

(5)粘连、血栓形成和栓塞。

(6)重要脏器供血障碍:累及到主动脉弓及其分支引起大脑缺血,累及肾、肠系膜动脉造成肾功能障碍和肠坏死等。

二、手术方法及潜在问题

(一)升主动脉瘤

采用胸骨正中切口,根据主动脉瘤病变的不同、是否累及瓣膜或瓣环,行单纯升主动脉置换、升主动脉和主动脉瓣置换加冠状动脉移植、升主动脉置换加主动脉瓣成形等不同术式。升主动脉夹层的患者,切开主动脉根部,明确内膜撕裂的部位,切除包含内膜撕裂的主动脉,缝合真腔与假腔的边缘部分,用一段人工血管替代切除的主动脉。升主动脉或股动脉插管,右房或股静脉插管建立体外循环。

(二)主动脉弓部

采用胸骨正中切口,根据病变情况的不同,行全弓或半弓移植术,因手术方式的不同,术中供应脑部血管被部分或完全阻断,借以切除动脉瘤或主动脉弓夹层的节段。多数病例经股动脉插管行深低温停循环(DHCA),部分病例经右腋动脉插管行深低温停循环和选择性脑灌注。

(三)胸、降主动脉瘤

采用左侧第四、五肋间胸部切口,阻断病变近端及远端,切开主动脉,用人工血管置换病变部分。部分病例需要在体外循环下进行,目的在于保证远端灌注及近端解压,通过股静脉插管入右房或左房直接插管引流,环路内应用氧合器与否决定于引流血是否为氧合血,血液引流到体外泵内,通过股动脉或其他插管部位灌注阻断已远的主动脉。

(四)腹主动脉瘤

腹部正中切口,充分显露动脉瘤后,解剖近端瘤颈和双侧髂动脉并上带,分别阻断瘤体近端和双侧髂动脉,切开动脉瘤,选择适当的分叉血管植入。

(五)手术并发症

出血、神经系统并发症(偏瘫、截瘫)、假性动脉瘤、肾功能不全、呼吸功能不全、乳糜胸等。

三、体外循环技术

(一)常温阻断技术

用于非体外循环下全弓置换术和阻断部位在左锁骨下动脉开口以远,且心功能良好的胸主动脉或腹主动脉手术。

（二）常规体外循环（股动脉-右房插管）

用于主动脉根部和升主动脉手术。

（三）部分体外循环（股-股转流）

用于弓降部以远的近端可阻断的胸、腹主动脉手术。

（四）深低温停循环（右腋动脉-右房、股-股转流）

用于弓部手术和弓降部以远的近端不可阻断的胸、腹主动脉手术。

四、术前评估和术前用药

阅读病历，了解诊断及病变累及范围，前瞻性的预测术中可能出现的问题和患者预后，根据制订的手术计划，选择合理的麻醉方案。

（一）循环系统

约有一半的患者可合并冠状动脉疾病，是术后并发症和死亡的主要原因。心源性并发症增加的危险因素有充血性心力衰竭、心肌梗死病史、高龄、运动耐量高度受限、慢性肾功能不全和糖尿病等。

（二）呼吸系统

呼吸功能不全、慢性支气管炎、肺气肿、肺不张和感染是术后肺部并发症的主要危险因素。瘤体压迫气管或支气管者，可以引起呼吸困难、肺部感染和缺氧，导致气管插管困难。

（三）神经系统

高龄（＞70岁）、高血压、糖尿病、脑卒中、一过性脑缺血病史、动脉粥样硬化是导致术后中枢神经系统并发症的危险因素。累及主动脉弓及其分支的病变，注意脑部的并发症。

（四）重要器官

原有肾功能不全的患者术后发生肾衰竭、心脏并发症和死亡的危险性大大增加。术前肠麻痹和肝功能不全也将增加术后并发症的发生率和死亡率。

（五）血液系统

夹层内的血栓形成可消耗大量的血小板、凝血因子，患者可出现出血倾向、贫血。术前应积极调整，给予红细胞和血小板保护药物，维护肝功能促进凝血因子的生成，如需急诊手术应积极准备红细胞、血小板和新鲜血浆。

(六)术前用药

主动脉病变的患者多伴有其他心血管系统改变,术前紧张可能引起血压升高或心绞痛发作,甚至瘤体破裂,故应充分镇静、镇痛。

(1)用于治疗心脏疾病的特殊用药,持续至术晨。

(2)控制血压:控制收缩压在 13.3～16.0 kPa(100～120 mmHg)或更低的理想水平,常用硝普钠、尼卡地平等。

(3)镇静、镇痛:择期手术在术前地西泮 10 mg 或咪达唑仑 15 mg 术前 1 小时口服,吗啡 10 mg 和长托宁 1 mg 术前半小时肌内注射。

五、术中监测

(一)循环监测

(1)常规监测中心静脉压和有创动脉压,两侧上肢动脉压差别较大时选择压力高的一侧测压。胸、降主动脉瘤手术,有时需在左锁骨下动脉近端阻断,应选用右桡动脉监测上半身动脉压,但右腋动脉插管时例外。下半身动脉压测定应选择股动脉插管对侧的股动脉或足背动脉。有时术中需同时监测上、下肢的压力,以指导循环调控。对于左心功能不良(EF<30%)、充血性心力衰竭病史、严重肾功能不全的病例可考虑 Swan-Ganz 导管。

(2)常规监测 ECG 和 SpO_2。

(3)选择性使用经食管超声心动图(TEE)监测,有助于实时监测左心功能和心肌缺血,指导扩容、评价瓣膜功能、瘤体大小和范围。

(二)脊髓监测

(1)用体感诱发电位(SSEP)和运动诱发电位(MEP)监测脊髓缺血,有助于术中确定对脊髓供血有重要作用的肋间动脉,将其吻合到人工血管。通过监测如发现有脊髓缺血,应移动阻断钳的位置或提高动脉压,增加脊髓血管的侧支循环血供。

(2)脑脊液压力和脊髓温度监测。

(三)脑监测

(1)脑电图对于行 DHCA 手术的患者可监测脑电图,以脑电图等电位线为指标,指导停循环的时机和抑制脑代谢药物的应用,脑电图被认为是监测脑缺血的早期预警手段。

(2)脑氧饱和度可实时监测脑的氧供/需平衡状态,但有其局限性,仅反映监测部位的局部代谢情况,且局部微循环状态影响其结果。

(3)连续颈静脉窦血氧饱和度和颈静脉窦血氧分压应用逐渐增多,常温下颈静脉窦血氧饱和度低于 50%,则术后神经功能异常明显增加。颈静脉窦血氧分压不受温度影响,但受脑组织微循环的影响,间接反映脑细胞内氧分压,低温下其临床监测意义越来越受重视。

(4)体感诱发电位、经颅多普勒也常被用于术中脑功能的监测。

(四)温度监测

同时监测鼻咽、直肠或膀胱温度,指导降温和复温。

(五)肾功能监测

常规监测尿量。

六、麻醉处理原则

(一)充分准备和相互协调

麻醉医师要充分了解病理生理,熟悉整个手术的操作过程,准确判断和处理血流动力学的剧烈改变,与外科、灌注医师充分交流,始终贯穿于整个围术期。同时做好充分准备:大号外周静脉(14G)和中心静脉(8.5F 三腔)导管、血管活性药物(快速升高或降低血压)、血液制品(红细胞、血浆,必要时血小板)和自体血回收设备等。

(二)围术期加强监测

严格控制血压,防止瘤体破裂,同时要保证机体重要脏器(脑、脊髓、心脏和肾脏等)的灌注。

(三)控制和预防出血

外科出血、体外循环后凝血功能异常等在大血管手术中很常见,出血和渗血的治疗具有挑战性。在适当控制性降压的同时,采取多项综合措施(术前血液稀释、大剂量抑肽酶、保温等)进行血液保护。

(四)麻醉药物和方法的选择

根据术中实际病情确定,取决于病变部位、手术涉及的范围、体外循环方式等各不相同。对血流动力学不稳定者,选用对心肌、体循环抑制轻的麻醉药和肌松药,剂量为有效控制麻醉深度的最小剂量。但要保证充分镇痛和镇静,有助于控制术中、术后高血压,维持氧供/需平衡,对重要脏器(脑、肾)具有保护作用,大剂量芬太尼复合麻醉是较优选择。大血管外科急症患者很多,要考虑许多不可预知因素。

(五)不同主动脉部位的手术

不同主动脉部位的手术对麻醉的要求可能大不相同,如主动脉弓部手术的重点在于脑的保护,而降主动脉的手术更重要的是恰当地处理血流动力学的剧烈变化。

七、不同部位手术的麻醉特点

(一)升主动脉瘤

(1)监测:病变和手术操作往往累及右锁骨下动脉,需行左桡动脉或股动脉部位监测血压。高龄或心功能不良、伴有严重系统性疾病者,可放置 Swan-Ganz 导管。在升主动脉瘤较大时放置 TEE 探头要格外慎重,以防不慎破裂。鼻咽温度探头要正确到位,以便对脑温有准确的评估。

(2)降温与复温:升主动脉瘤手术多采用低温体外循环,如果累及主动脉弓则需要深低温停循环。如采用股动脉插管,降温与复温会较慢。

(3)涉及冠状动脉的手术要特别注意有无心肌缺血,尤其在脱离体外循环困难时,严密观察心电图的变化。

(二)主动脉弓部手术

(1)如果无名动脉或左锁骨下动脉未被累及,可选择左、右桡动脉穿刺置管;如果均已累及,须同时行股动脉置管监测血压;如果对动脉压力有任何怀疑,检查主动脉根部压力作对照。选择性采取必要的脑监测措施。

(2)多数病例需要采取深低温停循环和选择性局部脑灌注技术,需将鼻咽温度降至 15~22 ℃,取头低位和头部冰帽,使用必要的脑保护药物,避免使用含糖液体等。

(三)胸降主动脉瘤

1.监测

阻断近端主动脉时可能累及左锁骨下动脉,用右桡动脉或肱动脉置管监测阻断处以上的血压,同时监测阻断部位以下的血压(股动脉或足背动脉置管)。对心功能欠佳者,可放置 Swan-Ganz 导管。注意尿量,尤其对涉及肾动脉手术者。

2.单肺通气

为便于外科术野显露、肺保护、提高手术的安全性,通常采用双腔气管插管行单肺通气,尽管左侧双腔管容易操作、到位率高,但建议使用右侧双腔管,因为瘤体常常压迫左主支气管。手术结束时在充分吸痰后可将双腔管换成单腔气管导管,以利于术后呼吸管理。

3.主动脉阻断

主动脉阻断所引起的病理生理改变与许多因素有关,包括阻断水平、心功能状态、阻断近端和远端的侧支循环、血容量、交感神经系统活性及麻醉药物和技术等。

(1)血流动力学改变:阻断近端血压显著增高,远端明显低血压,阻断远端的平均动脉压仅为近端的 $10\%\sim20\%$。阻断的位置越高,血流动力学波动越大,对生理干扰也大。可导致急性左心衰竭、灾难性脑血管意外(脑动脉瘤破裂)、肾血流量和脊髓血流量下降及内脏器官缺血。高位阻断时由于动脉血管床的急剧减少,外周血管阻力急剧升高,同时肝、脾等内脏器官血供减少、体内儿茶酚胺升高,导致肝、脾等内脏储血池收缩,血容量重新分布,由阻断远端转移到阻断近端。

(2)代谢变化:全身氧摄取率和氧耗量下降、SvO_2升高、血内儿茶酚胺升高、全身 CO_2 产量下降,容易引起呼吸性碱中毒合并代谢性酸中毒。

(3)处理措施:对于心功能受损、冠状动脉储备低下的患者,胸主动脉阻断是对循环系统维持稳定的最大挑战。及时减轻后负荷、维持正常的前负荷、冠脉扩张药、正性肌力药等。硝普钠、异氟烷或米力农(有心功能不全时)均可用于降低后负荷。为保证阻断远端脏器的灌注,对心功能和冠脉储备良好的患者,应维持阻断近端平均动脉压在 $12.00\sim13.33$ kPa($90\sim100$ mmHg)。

阻断前适当控制血压,静脉输注硝普钠或硝酸甘油,必要时单次静脉注射扩血管药物(硝酸甘油、丙泊酚等),防止阻断后近端严重的高血压。

阻断主动脉后,常规检测血气、密切监测酸碱平衡,因低灌注引起的代谢性酸中毒很常见。单纯阻断主动脉,需要控制近端高血压,但必须意识到同时远端的血流量会减少。阻断主动脉的时间应尽可能短于 30 分钟。如果超过此时限,并发症尤其是截瘫的发生率会增加。对于采用部分体外循环的患者,可以通过调节泵流量控制近端高血压,同时保证远端足够的血供。

4.主动脉开放

(1)血流动力学改变:主动脉开放引起的血流动力学改变主要取决于阻断水平、阻断时间、血容量等。以低血压最常见,原因有阻断远端反应性充血、手术野血液的大量丢失导致相对或绝对低血容量、外周阻力的突然下降等;从缺血组织中冲洗出来的乳酸、氧自由基、前列腺素、中性粒细胞、激活的补体、细胞因子和心肌抑制因子的毒性等。

(2)代谢改变：全身氧耗量、血乳酸、前列腺素、补体激活、心肌抑制因子等增加，SvO_2降低，机体表现为代谢性酸中毒。

(3)处理措施：补足血容量、纠正酸中毒，暂时停止麻醉和使用扩血管药物，必要时给予缩血管药物，使血压回升至一定水平，缓慢开放主动脉。如果出现严重低血压，可用手指夹闭主动脉、重新阻断，再补充更多血容量。

5.脊髓保护

远端主动脉血压尽量维持在 5.3～8.0 kPa(40～60 mmHg)，以增加脊髓中、下部的血供，保证脊髓血流，维持脊髓功能。

6.肾脏保护

保证足够灌注压力和血容量对于肾脏保护至关重要；同时建议应用甘露醇、呋塞米和小剂量多巴胺等维持尿量。

八、重要器官的保护措施

(一)脊髓保护措施

(1)控制阻断时间。

(2)低温。

(3)保持远端灌注。

(4)脑脊液引流。

(5)药物：巴比妥类药、糖皮质激素、钙通道阻断剂、氧自由基清除剂和镁离子等。

(6)加强脊髓缺血的监护。

(二)脑保护

(1)低温。

(2)控制深低温停循环时间：在 12～15 ℃时脑部停循环的安全时间仅 30～45 分钟。

(3)选择性脑逆行灌注。

(4)选择性脑正行灌注：通过右腋动脉或左颈总动脉插管，以 10～15 mL/(min·kg)的流量向脑部供血，维持灌注压在 5.3～8.0 kPa(40～60 mmHg)。

(5)药物：硫喷妥钠、丙泊酚、糖皮质激素、钙通道阻断剂、氧自由基清除剂、镁离子和利多卡因等。

(三)肾脏保护

(1)低温。

(2)选择性肾脏动脉灌注。

(3)药物:甘露醇、祥利尿药、多巴胺 3~5 μg/(kg·min)等。

(四)凝血异常的处理

(1)补充红细胞悬液、新鲜冰冻血浆及浓缩血小板。

(2)体外循环时使用抑肽酶、抗纤溶药物等。

(3)保温。

第二节　肺动脉内膜剥脱术的麻醉

肺动脉内膜剥脱术是治疗慢性栓塞性肺动脉高压的最有效手段。慢性栓塞性肺动脉高压是由于肺动脉内反复栓塞和血栓形成而造成的肺动脉高压平均肺动脉压≥3.33 kPa(25 mmHg)。可由急性肺动脉栓塞演变而成,也可因下肢静脉血栓等反复栓塞肺动脉所致。

一、病理生理

(1)慢性肺栓塞导致右心室压力负荷增加,右心室显著扩张、肥厚,右心室收缩功能减低。

(2)右心室扩大造成三尖瓣瓣环扩大,三尖瓣反流,有效右心室输出量减少。

(3)扩张的右心室使室间隔左移,致使左心室舒张功能受损,左心排血量减低。

二、手术方法及潜在问题

(1)肺动脉血栓内膜剥脱术在深低温间断停循环下进行。在血栓起始部位的肺动脉内膜和中层之间剥离到亚肺段水平。

(2)手术可引起再灌注肺损伤、神经系统并发症和反应性肺动脉高压。

三、麻醉处理

麻醉处理的基本原则是维护右心功能、改善肺的气体交换和氧合功能、降低肺动脉压力及肺血管阻力、避免增加肺动脉压及损害右心功能的因素。同时注意脑及肺保护。

(一)麻醉诱导及维持

以依托咪酯、咪达唑仑、芬太尼和哌库溴胺复合诱导,应特别注意药物对循环的影响。以大剂量芬太尼,辅以低浓度吸入麻醉药维持麻醉。

(二)监测常规 ECG、桡动脉压及中心静脉压

大部分情况下需要放置 Swan-Ganz 导管,监测肺动脉压、连续心排血量(CCO)和混合静脉血氧饱和度(SvO_2)等,以便更全面地观察患者的血流动力学指标及氧代谢情况。TEE 在术中可用以评价右心功能。

(三)体外循环预充

体外循环预充以胶体液(血浆和血浆代用品)为主。手术需要在深低温停循环或深低温低流量下完成。

(四)联合使用药物

联合使用肺血管扩张药,降低肺动脉压,改善右心后负荷。PGE_1 $0.3 \sim 2$ $\mu g/(kg \cdot min)$或硝酸甘油 $0.5 \sim 2$ $\mu g/(kg \cdot min)$持续泵入,可较好降低肺动脉压而对血压影响较小。吸入一氧化氮 $20 \sim 40$ ppm 可有效降低肺动脉压,而不影响血压。

(五)纠正缺氧和酸中毒

积极纠正缺氧和酸中毒,术中适当过度通气,维持 $PaCO_2 < 4.7$ kPa(35 mmHg)。

(六)脑保护措施

肺动脉栓塞范围广泛者,需要在深低温低流量或深低温停循环情况下施行手术,易导致脑损伤。建议尽量缩短停循环或低流量时间,停循环的时间不宜过长,以 $20 \sim 25$ 分钟为宜。恢复流量灌注期间使静脉血氧饱和度达 75% 以上。转流中给予甲泼尼龙、硫喷妥钠、利多卡因或丙泊酚等药物,可能有一定的脑保护作用。

(七)肺保护措施

(1)限制液体入量,体外循环预充液中增加胶体含量,复温时进行超滤和利尿,停机后输入血浆或人清蛋白。

(2)机械呼吸时用 PEEP。严重肺出血的患者,有时机械呼吸难以适应机体气体交换和氧合的需要,须改用手控通气。手控通气时采取大潮气量,高气道压

40～50 cmH$_2$O,在吸气末停顿,以增加吸气时间使气体较好氧合和交换。术后机械呼吸应使 SaO$_2$＞95％,PaCO$_2$＜4.7 kPa(35 mmHg)。早期需吸入高浓度氧 80％～100％,同时给予 PEEP 5～10 cmH$_2$O。

(3)必要时纤维支气管镜吸引。

第三节　颈动脉内膜剥脱术的麻醉

颈动脉狭窄是由动脉粥样硬化所致,颈动脉粥样硬化斑块位于颈动脉分叉处的侧面(剪切力最小的部位),常延伸至颈内和颈外动脉,约有一半是双侧病变。表现为累及眼动脉出现一过性黑(短时间的单眼失明),也可能表现为感觉异常、下肢麻木或语言障碍,可以短时间内自愈。这些都是典型的短暂性局部缺血发作(TIA)的表现。有 TIA 发作的患者,发生中风的危险性高达 10％。治疗有药物和手术两种方法。这类患者常伴有高血压、冠心病,外科治疗方案有争议,可同期手术(在一次麻醉下)或两次独立的分阶段手术。

一、监测和保护神经功能保护

(一)术中脑保护

维持平稳的正常高限血压,保证脑灌注压,并维护心脏收缩功能。

(1)去甲肾上腺素在升高血压的同时可以维持心功能,苯肾上腺素可以降低 TEE 测量的射血分数并导致冠心病患者的心脏扩张,不做首选。

(2)加强 EEG 或者其他的神经生理学监测可减少使用缩血管药物,显示具有防护作用,可以使临床医师分析利弊,使患者最大地获益。

(3)高碳酸血症对 CEA 手术不利,因为会发生"窃血"现象,因而应该维持正常的碳酸浓度或中度的低碳酸血症。

(4)高血糖可加重缺血脑组织的损伤,术中输液用生理盐水,用右旋糖酐或羟乙基淀粉进行等容血液稀释可以降低血黏度和改善微循环的紊乱,有利于改善脑损伤。

(5)麻醉药选择:在吸入麻醉药中,异氟烷对于脑缺血的保护作用最强,与安氟烷相比较,异氟烷可以减少 CEA 术中 EEG 监测到的脑缺血性改变发生率。但是在临床上神经系统的预后在各组麻醉药之间并没有区别,而且异氟烷浓度达到 2 MAC 左右才有最大的保护效应,在这种麻醉浓度下,许多患者会出现低血压,因而临床上不可能达到最佳的保护效应。地氟烷和七氟烷在 MAC 值水平降低的脑氧需求量与异氟烷相似,并且苏醒和恢复比异氟烷更快。

巴比妥类药物在局部缺血期间提供一定程度的脑保护作用。硫喷妥钠可以脑降低氧代谢约 50%,使脑电图变为等电位线,可用硫喷妥钠诱导、持续给药并在颈动脉阻断前给予 4～6 mg/kg 的单次剂量。由于巴比妥类药物有心肌抑制作用,可能需要应用正性肌力药物。依托咪酯可较好地维持心血管系统的稳定性,对于心脏贮备功能受限的患者是有益的。异丙酚可以使患者快速苏醒,有利于在手术结束时评价神经系统的功能,异丙酚麻醉的心肌缺血发生率比异氟烷麻醉为主的方法低。依托咪酯和异丙酚都能降低脑电活动,减少脑氧需求。

(6)低温可以充分地抑制神经系统的活动,从而将细胞的需氧量降低至维持细胞正常存活的最低水平。用冰袋覆盖患者的头部,也可以通过手术室空气、静脉输液和吸入气体不经加温等方法来实现患者的被动降温,但是术后复温可能面临着肾上腺能反应和增加血管外科患者与低温相关的心肌缺血发生率。

(7)其他:早期给予钙通道阻断剂尼莫地平后可能会对患者有益。NO 合成抑制剂和自由基清除剂也有重要的治疗作用。有些中心现在仍然用糖皮质激素来保护大脑免受缺氧损害。

(二)监测

在临床上,可以应用 16 导联的条带图表记录或者 2～4 导联合成的 EEG 监测。

(1)EEG 反映的是大脑皮层神经元的自发电活动。随着缺血程度的增加记录到的脑电活动就减少,大约在脑血流量低于 15 mL/(min·100 g)脑组织时脑电图就会发生不良变化,但是细胞代谢的衰竭要在脑血流量降至 10～12 mL/(min·100 g)脑组织时才会发生。CEA 手术期间最常见的 EEG 缺血性改变为同侧波幅衰减、同侧频率减慢伴波幅衰减及同侧频率减慢而没有波幅衰减。

(2)体感诱发电位(SSEP)监护是通过电刺激外周神经后监测皮层的电位变化,通常是幅度降低和(或)者潜伏期延长。如果发生严重的神经损伤,皮层诱发电位将会完全消失,脑血流降低至正常的 1/3,即 15 mL/(min·100 g)脑组织时会发生严重的脑损伤。

(3)经颅多普勒(TCD)监测大脑中动脉血流速度。当 CEA 术中血流速度相应降低 40% 时,就会有 EEG 的明显变化,患者残端血压低于 4.0 kPa (30 mmHg)时,大脑中动脉的血流速度就明显降低。TCD 可以监测 CEA 术中急性的血栓性阻塞和开始切开颈动脉时发生的微栓塞,在后者必须告知术者改变手术方式,以避免明显的栓塞。另外,TCD 可以有助于发现导致术后高灌注综合征的危险患者。

(4)脑红外线光谱分析局部血红蛋白氧饱和度(rsO_2)与 TCD 流速测定有较好的相关性,但是使用 TCD 或组织光谱分析是否提高预后还没有得到确定性的依据。

(5)颈静脉血氧饱和度监测全脑血流和氧耗,但是由于大脑半球之间静脉血的混合,颈静脉血氧饱和度并不能反映局部脑组织的灌注,因而在 CEA 术中的应用价值有限。

二、择期手术的血流动力学监护和麻醉

(一)血流动力学监测

(1)术中常规监测:体温、无创血压、脉搏氧饱和度和呼气末二氧化碳监测。血压尽量用动脉内置管监测,以实时监测血压和及时处理。若患者,特别是老年妇女,桡动脉穿刺可能比较困难,需测量双侧无创血压,因为患者可能有全身性周围血管疾病,导致两侧上肢血压差异。

(2)心脏监测:由于颈动脉再灌注后的围术期心肌缺血发生率很高,需常规监测 II 和 V_5 导联心电图,以发现 ST-T 段的改变。对于高危的患者,应使用 TEE 作术中监测。

(3)中心静脉监测:尽量避免使用颈内静脉置管建立中心静脉通路,防止意外穿破颈动脉的危险。需要时可从病变对侧的肱静脉或锁骨下静脉置入。

(二)术前用药

多数患者经术前访视、安慰可以不用镇静药物,如果必须给予镇静药,可以选用短效、速效药物,以便在围术期进行早期神经功能的评估。若患者长期使用抗心绞痛、抗高血压和阿司匹林治疗,需在手术日继续服用。

(三)麻醉诱导

全麻下进行的手术,常用异丙酚诱导,也可用硫喷妥钠或依托咪酯。必要时用艾司洛尔预防插管引起的高血压和心动过速。若患者术前因禁食导致循环血容量不足,诱导后可能发生低血压,应减缓诱导速度,必要时可以用药物提升血压。阿片类药物有呼吸抑制和镇静作用,可能延续到术后,并影响早期神经功能的评价,因而应限制阿片类药物的剂量(如芬太尼≤5 μg/kg)或者选用瑞芬太尼。

(四)麻醉维持

一般用含50%笑气的氧和低浓度的异氟烷,后者对脑缺血有保护作用。用地氟烷和七氟烷维持麻醉有助于患者快速苏醒和评估神经功能状态。

肌松药一般用维库溴铵或者其他中效的肌松药来维持肌松;有些人在诱导、气管插管后不再使用肌松药;有些人在颈动脉阻断前即刻加用肌松药,同时降低异氟烷的浓度使血压回升,但可减弱异氟烷潜在的神经保护作用。

也有应用局麻行CEA手术,颈浅丛阻滞、颈深丛阻滞或术野皮下浸润都可以阻滞$C_2 \sim C_4$的感觉神经,从而提供较好的手术条件和患者满意度。如果颈深丛阻滞时有异感则阻滞效果更佳。

三、术后处理

(一)CEA术后发生的常见问题

(1)新出现神经功能障碍:全麻的患者在手术台上就可唤醒,进行神经功能评价,如果有新的神经功能损伤,应该立即重新手术探查,或行动脉造影。在拔管前或拔管后应让患者活动肢体,以排除动脉内膜剥脱部位的急性血栓形成。还应检查排除手术操作有所致的颅神经(舌下神经和面神经)损伤。

(2)血流动力学波动:60%以上的CEA患者术后发生高血压和低血压,高血压比低血压更加常见。如果不处理,大约30%的患者会发展成重度高血压,收缩压可能会>26.7 kPa(200 mmHg),常发生于术前高血压控制不佳的患者。严重的高血压和心动过速都会引起急性心肌缺血和心力衰竭,并且高血压还可能引起脑水肿和(或)脑出血。

因麻醉苏醒或者拔管等引起的高血流动力学反应可以通过静脉应用利多卡因、艾司洛尔、拉贝洛尔或者硝酸甘油来预防、治疗。

(3)呼吸功能不全:其多由于双侧喉返神经损伤、大血肿或者颈动脉体功能不全所致。

(二)急性神经异常的处理

1.急诊手术患者苏醒

急诊手术患者苏醒时如有明显新的神经损伤,或在术后即刻怀疑有中风,需要进行急诊手术并立即请外科医师会诊,通过积极、迅速地手术探查以改善神经功能。

(1)饱胃:急诊手术患者有可能是饱胃的,因而可能需要预防胃内容物的误吸。常用快速诱导,使用的麻醉维持方法和择期手术相同。

(2)吸氧:对于 CEA 术后颈部创伤性血肿行颈部探查的患者,通过带储气囊的面罩或 Ayre's T 形管给予高浓度的氧。由于水肿或者血肿压迫气道使之移位,有时可能很难暴露气管。应该准备气管切开包或环甲膜切开盘以及其他处理困难气道的设备,并能随时可用。

2.局部定位体征

如果神经系统表现仅仅是小范围的局部定位体征,可能是由微栓引起,可以用无创性方法评估颈动脉的血流,并且在排除脑出血性脑损害,然后实行抗凝治疗。如果在麻醉后恢复室内出现了新的神经损伤征象,大多数外科医师认为应该立即实施再探查手术,并使用一些"脑保护"的药物。

第七章

胸科的麻醉

第一节　胸科手术麻醉的生理基础

一、自主呼吸生理

自主呼吸是负压通气。自主呼吸时,胸廓向外扩张,膈肌向下移动,导致肺与胸廓之间的间隙加大,胸腔负压由呼气末的 -5 cmH_2O 下降到 -8 或 -9 cmH_2O。随着胸腔负压增加,富含弹性纤维的肺泡扩张,肺泡内压力也随之下降(至 $-3\sim-4$ cmH_2O)。由于肺泡与上呼吸道之间的压力梯度,外界气体通过呼吸道进入肺内。正常成人肺泡通气量约 4 L/min,肺血管灌注量约 5 L/min,通气/血流比(V/Q)约 0.8。V/Q 的异常改变,可能导致低氧血症。

二、麻醉和手术对呼吸生理的改变

麻醉期间的人工通气(包括面罩加压给氧和机械通气)属于间歇正压通气,气体进入肺为手捏皮球或呼吸器工作所致。吸气相时,气体被压进肺泡直到潮气量达到设定值(容量控制模式);或气道峰值达到设定限度(压力控制模式)。呼气相时,外界对气道的正压减弱直至消失,气体随之流出气道。

(一)体位改变

侧卧是胸科手术常见的体位。麻醉状态下从仰卧改变成侧卧时,由于重力的原因,肺血流灌注下肺比上肺增加。上肺由于血流减少,肺顺应性增加;下肺顺应性则由于血流增加以及腹部脏器的挤压而下降。由此改变了正常的肺内通气/血流比(V/Q),可增加低氧血症的发生率。

(二)开胸

正常生理状态下,由于胸腔是闭合的空间,而且肺泡的弹性纤维引起肺部的弹性回缩力,因此形成胸腔负压。正常的胸腔负压是维持自主呼吸时通气正常的保障。开胸手术时,一侧胸腔被打开,该侧胸腔负压消失。此时如果患者还是维持自主呼吸,则由于生理条件被破坏而出现矛盾运动和纵隔摆动。这两种现象均影响正常的自主通气,可能导致严重的低氧血症和高碳酸血症。正因为如此,开胸手术需要进行机械通气,通过正压通气来维持氧合。

(三)低氧性肺血管收缩

肺动脉和肺泡的低氧均可引起肺血管收缩,肺泡低氧对肺血管的收缩作用更强。这种生理反应称为低氧性肺血管收缩。该反应的机制主要是低氧对肺血管床的直接作用,也可能与低氧促进白三烯的生成有关,而后者与具有舒血管作用的前列腺素的合成有关。低氧性肺血管收缩是机体对各种原因导致 V/Q 异常以至低氧的一种保护性机制,在一定范围内可以纠正低氧。

(四)单肺通气

单肺通气有助于防止患侧肺的分泌物(血液、痰液、脓液等)进入健侧肺,同时还可改善手术视野,是胸科常用的技术。手术一侧肺虽然未通气,但仍有血流灌注,所以改变了正常的 V/Q 比值。由于存在低氧性肺血管收缩的保护机制,而且手术操作挤压手术侧肺部使血流减少,因此一定程度改善了 V/Q 比值,减少低氧血症的发生。

(五)麻醉和手术对呼吸生理的其他改变

(1)麻醉诱导可使功能残气量(FRC)减少 15%~20%,原因包括膈肌松弛后由于腹部脏器的挤压而向头侧移动、胸廓形状的改变、以及肺血流量增加后肺容积的改变等。头低脚高位可进一步减少 FRC。

(2)在麻醉过程中,由于呼吸无效腔增加、肺膨胀不全和手术操作等,肺内相对分流和相对无效腔均增加,两者均可能导致低氧血症和高碳酸血症。

(3)肺叶切除、全肺切除、手术中胸膜的破裂等,均可影响围术期肺的正常生理,需要引起注意。

三、胸科疾患导致的呼吸生理学改变

(一)气道肿物

气道肿物患者对呼吸生理和麻醉的耐受性决定于肿物的大小、位置和性质。上呼吸道肿物可能导致面罩通气困难,须引起足够重视,必要时应备好紧急有创气道开放设备(如环甲膜穿刺包)或高频通气设备。声门肿物也可能直接导致气道阻塞。呼吸道各部位的肿物在围术期由于操作或咳嗽等诱因都有脱落而进入气道远端的可能,术前应针对肿物的基底宽度、是否带蒂、肿物大小、是否容易出血等估计发生脱落和出血的可能性。

(二)纵隔肿物

对纵隔肿物的术前评估能了解它对气道的压迫情况,尤其应该询问患者最舒适的体位。对于压迫严重的患者应在诱导前保持患者自觉舒适的体位,以便充分吸氧祛痰。诱导后肌松剂的作用可能加重肿物对气道和血管的压迫,在开胸之前可能需要保持特殊体位,最大程度减小肿物对气道和血管的压迫。

(三)肺间质纤维化

肺间质纤维化将影响肺的弹性,直接减小 FRC 和 FVC,肺的通气受到影响。同时由于肺间质纤维化,肺的换气功能也被损害。这种患者的氧储备显著减少,极易发生低氧血症和高碳酸血症。

(四)胸腔积液

胸腔积液的存在直接影响肺泡尤其是下肺肺泡的扩张,减小 FRC 和 FVC,氧储备下降。大量胸腔积液或术前胸腔积液即导致低氧的患者,应建议麻醉前抽吸胸腔积液或进行胸腔引流。

(五)肺大疱

肺大疱患者存在大疱破裂引起气胸的风险,术前应通过胸片或 CT 对肺大疱情况进行评估,同时应该了解是否有肺大疱破裂引起气胸的病史。

(六)慢性阻塞性肺疾病(COPD)

COPD 的主要特点是气道阻力增加,可根据肺功能结果(尤其是 $FEV_1\%$)评估患者通气阻塞的严重程度。术前应积极预防和治疗感染。

(七)哮喘

哮喘的主要病理改变是支气管平滑肌收缩和水肿,分泌物增加。哮喘患者气道阻力增加,肺的通气功能受损。对于哮喘患者术前应根据双肺听诊是否存在哮鸣音、是否存在明显的呼吸困难以及肺功能来判断患者是否为哮喘持续状态或严重程度。对于接受择期手术的患者如果存在哮喘持续状态,应延期手术,使用支气管扩张药物等控制哮喘。

第二节 常见胸科手术的麻醉

一、胸科手术麻醉总的特点

(一)术前

(1)胸科患者年龄较大,全身状况较差,肺部病变可能导致呼吸功能障碍。术前应尽量改善患者一般情况,尤其是呼吸功能。

(2)接受一侧全肺切除术的患者术前 $FEV_1\%$ 至少应达到预计值的 55% 以上,接受肺叶切除术的术前 $FEV_1\%$ 至少应达到预计值的 40% 以上,接受肺段切除术的术前 $FEV_1\%$ 至少应达到预计值的 35% 以上,否则风险极高。

(3)"6 分钟行走试验"不能行走 300 m 以上或氧饱和度下降 4% 以上的患者表明氧储备严重不足,提示预后不好。

(4)有的患者伴发或继发心脏疾病,围术期风险显著增加。

(5)应通过术前的胸片和 CT 了解是否存在气道梗阻和扭曲情况,判断是否影响双腔管插管。

(二)术中

(1)多需要根据肺部情况进行双腔管插管和单肺通气。

(2)对于有气胸且肺部破损部位未闭合的患者应先行胸腔引流再诱导,以免在正压通气时发生张力性气胸。

(3)多为侧卧体位,应注意肢体的保护。

(4)侧卧、开胸和手术操作都有导致低氧血症的潜在风险,需要通过明确双腔管位置正确、将机械通气模式调整至最优来降低低氧血症的发生。在发生低氧血症时应进行纯氧通气,并能发现问题迅速进行纠正。

(5)胸科手术刺激较大,在没有禁忌证(如凝血功能障碍、局部感染、胸椎病变等)的情况下可考虑结合硬膜外镇痛。术中通过硬膜外管少量给予局麻药可减少吸入麻醉药和静脉镇痛药的用量,由此加快术后清醒速度并可用于术后镇痛。

(三)术后

(1)肺功能判断及是否拔管:术后肺功能的预计值可以通过切除肺叶的数量

来粗略地计算,即术前值×(5-切除肺叶数)/5。术后 $FEV_1\%$ 应大于正常预计值的 35%,如果达不到而必须手术者,则术后应保留机械通气,转重症监护病房(ICU)。

(2)术后镇痛:术后良好的镇痛可以促进患者充分咳嗽排痰,减少呼吸系统并发症。良好的镇痛还可减弱疼痛引起的交感神经反射,减少术后心血管事件的发生。此外,良好的镇痛有利于保证睡眠和早期活动,可以减少术后并发症。胸科手术术后镇痛最有效的是连续硬膜外镇痛,一般采用低浓度局麻药加少量阿片类药物。因为椎管内局麻药和脂溶性芬太尼的镇痛作用多局限于穿刺节段附近,所以如果单纯采用局麻药或采用局麻药合并芬太尼,则多在 $T_{5\sim6}$ 或 $T_{6\sim7}$ 穿刺置管。但如果主要依靠水溶性的吗啡进行镇痛,则穿刺间隙并不一定严格位于手术水平。较低位置的穿刺间隙(如 $T_{8\sim9}$)较宽,可减小穿刺难度。

二、各论

(一)肺切除术

(1)病因可能是肺部肿瘤(良性/恶性)、支气管扩张等。

(2)如无禁忌证,可选择双腔管进行单肺通气以保护健侧肺并改善术野暴露。

(3)术前需要了解气道情况,评估双腔气管插管是否存在困难。

(4)手术操作中可能因挤压心脏和大血管而导致一过性血压下降,并可能导致心律失常。应首先观察手术操作并及时与术者沟通,必要时暂时停止手术操作,不应盲目进行药物干预。对于严重的血压下降或心律失常,在停止手术操作后未马上恢复正常者,应迅速进行药物治疗(升压药、抗心律失常药及调整麻醉深度),保证血流动力学稳定。

(5)缝合气管后需要麻醉医师配合检查吻合口是否漏气:在胸腔倒入生理盐水,通过手动正压通气维持气道压 3.0 kPa,如果吻合口没有气泡溢出则说明吻合口不漏气。

(6)对于肺切除患者应根据术前肺功能和切除肺叶情况以及术中情况来预计术后肺功能,结合心脏功能情况决定术后是否保留气管插管和机械通气,是否转送 ICU。

(二)气管手术

(1)气管肿物患者的术前评估应充分了解气道肿物的位置、大小、基底宽窄、是否带蒂、是否容易出血(咯血史),尤其是肿物的存在是否引起患者呼吸困难,以及患者感觉最舒适(气道梗阻最轻)的体位。

(2)对于比较危险的气道肿物患者(肿物易脱落、易出血、气道梗阻严重等)，麻醉诱导时应考虑保留自主呼吸，必要时进行清醒插管。

(3)对于较大、易脱落的气道肿物，气管插管远端不宜通过肿物。对于带蒂的气道肿物，应通过纤维支气管镜确定插管远端与肿物的距离，并考虑到肿物可能形成活瓣堵塞气管插管。

(4)由于手术的需要，可能要从切开的气管(支气管)近心端插管通气。

(5)术后由于气管被切除变短，要求保持头曲位，以免吻合口裂开。麻醉医师需要充分保证呼吸通畅。

(三)纵隔肿物切除术

(1)纵隔肿物患者可能因为肿物压迫肺叶导致肺不张而发生低氧血症，诱导后由于胸廓形状改变可能加重肺不张。术前应了解肿物位置和大小，以及患者觉得最舒适的体位。

(2)肿物对肺部压迫严重者，诱导时应保留自主呼吸，避免给予肌松药。

(3)一旦在诱导后发生低氧血症，应改变患者体位减轻肿物对肺的压迫，并迅速开胸减压。

(四)肺大疱切除术

(1)了解术前是否已发生气胸，如果存在气胸，应首先放置胸腔引流管再进行麻醉诱导，以免产生张力性气胸。

(2)应选择双腔气管插管。

(3)禁用氧化亚氮以免肺大疱因为氮气的存留而增大。

(4)在保留自主呼吸的情况下诱导插管可以避免正压通气，但双腔管插管刺激较大，需要较深的麻醉深度。

(5)需要正压通气时应将气道峰压控制在 2.0 kPa 以内，以免肺大疱破裂。

(6)术后常发生持续漏气，约50%的患者术后漏气时间超过 7 天。保证胸腔引流管通畅是避免张力性气胸和低氧血症的重要方法。

(五)胸腔镜手术(VAT)

(1)胸腔镜手术需要插双腔气管插管进行单肺通气。

(2)插管后确定了双腔管位置正确即可开始单肺通气，因为胸腔镜手术不开胸，肺完全塌陷时间较长。

(3)胸腔充入二氧化碳的压力一般<0.5 kPa，以免压迫纵隔内大血管。

(4)胸腔镜手术损伤较小,术后镇痛需要量小于开胸手术。

(5)胸腔镜手术对呼吸功能的影响较小。

(六)食管手术

(1)病因多为恶性的食管癌,也有良性病变如食管狭窄和贲门失弛缓症。

(2)患者多有摄入困难导致营养情况差,对麻醉和手术的刺激耐受较差。术前应通过输液和静脉营养改善患者的一般状况。

(3)食管病变患者均有反流误吸的风险,应采用快速诱导,并压迫环状软骨。

(4)食管手术时间较长,应注意患者的出入量。监测血红蛋白和血气,必要时补充压缩红细胞和血浆。

(5)由于手术时间长,体温降低的发生率较高,应注意监测体温,并通过升温毯和液体加温器保温。

(七)肺泡灌洗术

(1)患者术前肺功能一般较差,有的患者由于长期低氧导致肺动脉高压和其他心血管病变,风险较大。

(2)应采用双腔管进行单肺通气,并明确双腔管位置正确。

(3)在肺泡灌洗过程中,由于灌洗侧大量充水导致对纵隔内大血管的明显压迫,可引起低血压,需要时给予升压药。

(4)长时间肺泡内充水可引起肺间质水肿,必要时通气侧应给与 PEEP 改善换气。适量控制输液和给予速尿也可减轻肺水肿。

(5)术后应保留气管插管和机械通气回 ICU,在使用利尿剂的同时缓慢地使患者恢复麻醉,以防肺水肿和肺泡内积水导致的严重低氧。

第八章

骨科的麻醉

第一节　术前评估及麻醉方式选择

麻醉医师必须对患者原有疾病及治疗情况、心肺功能或心肺功能储备、既往麻醉情况、潜在的气管插管困难或区域阻滞困难、目前使用的药物及手术体位或术中是否进行特殊操作（如"唤醒试验"）等有关问题进行评估，并根据评估结果制订麻醉计划和实施麻醉。

一、基础疾病

患者原有疾病对麻醉的选择和围麻醉期的管理有重大影响。制订麻醉计划要综合考虑伴发疾病的病理生理改变、区域阻滞或全身麻醉后带来的生理学变化及其处理预案。

骨科手术通常为老年患者，而高龄常常伴随生理功能的下降并可能发展为明显的疾病，高血压、冠心病及慢性阻塞性肺疾病是最常见的几种老年疾病。

（一）高血压

未加以控制的高血压患者不仅术中出血多，血压波动大，脑血管意外和心力衰竭的发生率也高。术前应把血压控制至适当水平，并对心功能、肾功能做出评估，必要时检查眼底，以了解高血压的严重程度。抗高血压药和麻醉药之间存在协同作用，目前主张应继续使用至手术日晨（但应该避免使用影响儿茶酚胺合成或释放的长效降压药，如利血平），术前停药有可能促使高血压反跳，对曾有脑血管意外的老年患者尤须提高警惕。脑血管意外的复发率与术前是否很好地控制血压有关，舒张压若高于 14.7 kPa(110 mmHg)，脑血管意外发生率约升高 3 倍。

(二)冠心病

在老年患者中,高血压常伴随冠心病。择期手术前应该对心绞痛(特别是不稳定型心绞痛)患者的心脏功能进行评估,以便了解疾病程度并做出恰当的处理。而对曾有心肌梗死病史的择期手术应适当延期,以避免较高的心脏病发病率和死亡率。目前认为,对伴发冠状动脉疾病的患者,围术期应继续服用抗心绞痛药,特别是 β 受体阻滞剂,其可通过改善心肌氧供/氧耗平衡、抗心律失常和稳定冠状动脉斑块等有效改善冠心病患者的心肌缺血。但要注意老年患者因迷走神经张力增高,常伴有心动过缓。对二度以上房室传导阻滞者,手术麻醉危险较大,须做好充分准备,宜置临时心脏起搏器,以备急需时使用。

(三)慢性阻塞性肺疾病

老年人患慢性阻塞性肺疾病的概率增加,部分患者甚至非常严重,宜仔细评估,并制订相应的术中呼吸管理方法。通常简单的胸部 X 线片及屏气试验即可反映肺功能状况。

对一些特殊的患者,如类风湿性关节炎、强直性脊柱炎,要检查脊柱活动受限程度,有无颈椎强直、张口障碍。颈椎的强直和活动受限有可能发生气管插管困难,术前应选定插管方案。估计气管内插管有困难时,应采用表面麻醉经鼻盲探插管,必要时实施纤维支气管镜引导插管。风湿性关节炎患者往往长期服用类固醇药物,因此围术期需要类固醇替代治疗。

二、既往麻醉情况

了解以往做过哪种手术,用过何种麻醉药和麻醉方法,麻醉中及麻醉后是否出现特殊情况,有无意外、并发症和后遗症,有无药物过敏史,家庭成员中是否也发生过类似的麻醉严重问题等。

三、手术体位

骨科手术常要求多种体位。不合适的体位可以导致术后的多种问题,如关节牵拉伤或错位,骨突起处受压引起组织缺血或坏死;俯卧位对眼眶周围软组织的直接压迫致视网膜动脉的闭塞,进而导致失明,对周围神经的直接压迫可导致术后功能性麻痹等;颈椎手术、坐位肩部手术、侧卧位全髋置换术和俯卧位腰椎手术等,可因手术区在心脏平面以上而出现空气栓塞。俯卧位手术更应注意呼吸管理,防止并发症。

四、麻醉方式的选择

在区域阻滞或全身麻醉下均可完成骨科手术。一般而言,区域阻滞可提供镇痛和一定程度的肌肉松弛,若术中辅助神经安定麻醉,一样可使患者产生适度镇静并产生遗忘作用。尽管与全身麻醉相比,区域阻滞具有麻醉时间受限制、阻滞失败及区域阻滞禁忌证等缺点,但其术后镇痛效果好、恶心呕吐发生率低、呼吸循环抑制轻、有利于改善患肢血供、减少出血量和降低静脉血栓形成等优点,因此在适宜的情况下,应鼓励患者接受区域阻滞麻醉。这也是目前全身麻醉复合区域阻滞倍受青睐的原因所在。

第二节　常见骨科手术的麻醉

一、脊柱手术的麻醉

脊柱疾病种类多,手术也各不相同,应该根据疾病及手术的特点,有针对性地制订、实施麻醉。

(一)颈椎手术的气道管理

颈椎手术患者气管插管困难的发生率较高,类风湿患者为 48%,颈部创伤、骨折和肿瘤患者为 23%～24%,其他还有颈椎放置内或外固定器的患者。

颈椎病患者气管插管后还可能发生神经功能损伤。对明确有不稳定性颈椎病患者气管插管后神经功能损伤的发生率为 1%～2%,而术前未明确的患者则高达 10%。目前主张采用纤维支气管镜、Bulard 喉镜或逆行引导插管。近年来,鉴于喉罩的优点,使用喉罩或经喉罩气管插管引起临床的广泛兴趣。但也有学者认为只有在常规方法失败后才考虑使用喉罩。

颈椎手术后有相当部分患者仍然存在气道问题。研究显示,颈前路手术术后并发声带麻痹的发生率高达 6.4%,出现吞咽困难者占 47%;需要行 Halo 牵引术的创伤患者,需紧急气管插管的概率相当大,并可能因气管插管困难而出现窒息,甚至死亡;而多节段的颈椎前路手术、或手术时间过长(＞10 小时)、输血超过 1 600 mL、肥胖、再次手术患者,术后有声门水肿而发生气道梗阻的危险。此外,术中若其牵拉食管或气管可能会导致咽部撕裂、喉头水肿及喉神经麻痹,牵拉颈动脉,对于老年患者,有可能危及脑血流供应。

(二)胸椎和腰椎手术

胸椎病变在胸椎的前方或侧方时,术中的管理对麻醉医师提出了特别的挑战。该种手术主要经前路或前侧路进入,有些还需开胸或胸腔镜手术,需要实施单肺通气和控制剧烈的术后疼痛。

脊柱侧凸是胸椎手术中的一个特例,尤其对患者的呼吸、心血管系统影响巨大。脊柱侧凸致胸廓畸形,影响呼吸系统的正常结构及功能,致通气/血流比失调、低氧血症,并因代偿机制下降,高碳酸血症随年龄增加而加重。长期的低氧血症、高碳酸血症和低氧性血管收缩,使患者的心脏、肺及血管发生不可逆的病理改变,包括高血压性血管改变、肺动脉高压和心肌肥厚。脊柱侧凸的术中管理重点集中在维持脊髓功能的完整性,防止和治疗静脉气体栓塞和减少失血。

腰椎手术种类更多,从简单的椎间盘切除到复杂的多个椎体重建,因而麻醉的方式及管理也大不一样。椎间盘切除术基本上采用椎管内麻醉,特别是蛛网膜下腔阻滞,具有出血少、术后早期疼痛轻、术后恶心呕吐及栓塞发生率低的特点。但大多数学者建议严重椎管狭窄患者应避免脊髓麻醉,否则可能出现新的神经损伤。

脊柱手术术中均应注意患者的呼吸、循环、神经功能监测和手术体位等问题。特别是多节段的椎体手术,可能伴有大量失血和大量输血,可选择性应用控制性降压、术中血液回收、急性等容血液稀释等来减少术中失血。对大量失血患者还需注意维持患者正常的凝血功能,及时补充各种凝血因子,防止大量输血输液后的凝血功能障碍。

为维持脊髓功能的完整性,除了神经功能监测外,还要采用其他诸如全身血压支持和控制术中降压的幅度、时间,以防止脊髓缺血,糖皮质激素预防性治疗和防止体位性损伤等方法。此外,对于已存在脊髓损伤的患者,特别是截瘫患者,应注意避免使用琥珀胆碱,尽管在损伤后 48 小时内理论上是安全的。术中也需要将患者的血压和循环血容量维持在正常范围以保证足够的脊髓灌注压,同时避免过度通气,因为低碳酸血症可减少脊髓血流。

高位的脊髓损伤患者出现自主神经反射亢进的概率高达 85%,其特点是伴心动过缓的阵发性高血压、心律失常、损伤平面以下区域皮肤血管的收缩和损伤平面以上区域皮肤血管的扩张。任何刺激均可诱发此综合征。如果处理不及时,可能因高血压危象导致心脑血管并发症的发生。处理方式包括加深麻醉、去除不良刺激或使用扩血管药物控制血压。

二、上肢手术的麻醉

肘、前臂及手部的骨科手术非常适合使用区域阻滞技术,而肩部和上臂手术需要加用强化或全身麻醉才可达到完善的手术镇痛,持续的置管技术可提供长时间的神经阻滞、扩张血管和术后镇痛,特别适合断肢断指再植等显微手术。但对于术前存在外周神经损伤的患者,区域阻滞并不适用。并且在临床运用中,应该根据手术的长短合理选择。

通过不同径路的臂丛阻滞,可为肘、前臂、腕及手部的手术提供广泛而平稳的麻醉效果,其主要对臂丛的 4 个主要神经(正中、尺、桡和肌皮神经)进行阻滞。然而,其中的锁骨上和锁骨下入路阻滞存在导致气胸的危险,肌间沟入路常有尺神经阻滞不全,而腋路多用于前臂、腕及手部偏尺侧的手术。连续臂丛神经阻滞多用于肢体再植和血管修复,术后继续输注局麻药,可有效控制疼痛,防止血管痉挛和改善循环。

第九章

产科的麻醉

第一节　妊娠期妇女生理的改变

一、心血管系统的改变

随着子宫的增大和横膈的上升,心脏上移,并沿其长轴左旋而略左移。心腔的容积增加70~80 mL,心脏的体积增大约12%,可能是心肌肥大所致。妊娠期可能出现房性或室性期前收缩等心律失常。

至足月时,妊娠期妇女血容量可增加35%~40%,但血红蛋白(Hb)含量可减少20%左右,血小板(PLT)计数减少10%~20%,这是因为血浆的增长速度要明显高于红细胞及血小板,导致相对性的贫血。尽管血液被稀释,但凝血因子量可增加50%~75%,使怀妊娠期妇女女的循环系统处于高凝状态。怀孕期间,妊娠期妇女心排血量逐渐增加,至足月时约增加40%,这是由于心脏每搏输出量增加以及心率增快所致。心脏每搏输出量(SV)增加30%左右,心率(HR)增加15%~30%。

由此可见,妊娠期妇女怀孕期间心血管系统的负荷明显增加,此外临产后或剖宫产时,还有很多其他因素可加重心脏和循环的负荷。如第一产程时子宫强烈收缩可使回心血量明显增加,心排血量可暂时增加20%左右,第二产程时妊娠期妇女屏气动作可使腹内压显著升高,增加回心血量加重心脏负担。同样,剖宫产时妊娠期妇女循环系统也会发生明显的波动。胎儿取出时,腹腔压力骤减,大量血液聚集于腹腔,使回心血量骤减,导致血压明显降低;胎儿取出后子宫收缩又使大量的血液被挤回心脏,使心脏负荷加重。心血管功能良好的妊娠期妇女一般可良好耐受这种循环负荷增加及剧烈波动,但对于原本就有心脏病的妊娠期妇女,各种并发症发生的概率明显增加,如心力衰竭、肺水肿等。因此无论行分娩镇痛或剖宫产时,麻醉师应严密监测血流动力学的改变,积极处理。

仰卧位低血压综合征:妊娠末期增大的子宫压迫下腔静脉和腹主动脉,回心血量减少,易发生仰卧位低血压综合征,包括低血压、苍白、出汗、恶心、呕吐、神志改变等临床表现,同时使子宫的血供减少,对胎儿也不利。其发生率约为10%。转左侧或半卧位后可解除压迫,增加心排血量的22%。下腔静脉受压发生在妊娠晚期,胎儿在骨盆中固定以前,大多数妊娠期妇女可以通过代偿作用缓解这种变化。需强调的是,区域阻滞如硬膜外麻醉和硬脊麻醉,可以抵消全身血管阻力增加的代偿作用,同时因盆腔肌肉松弛使增大的妊娠子宫失去支撑作用更倾向于向后压迫下腔静脉,成为产妇仰卧位低血压综合征的重要促发因素。

下腔静脉受压使脊椎静脉丛血流增加,硬膜外间隙和蛛网膜下腔静脉丛扩张而容积缩小,使得妊娠期妇女椎管内用药剂量比非妊娠期妇女减少1/3,同时硬膜外穿刺出血或血肿形成的发生率亦相应增加。

二、呼吸系统的改变

在怀孕期间,妊娠期妇女肺功能最明显的变化是功能余气量(FRC)的变化。在妊娠期间,FRC减少了20%左右。这主要是由于子宫增大导致膈肌上抬所致。功能余气量的减少使妊娠期妇女氧的储存能力明显减少。潮气量(TV)增加40%,每分钟通气量增加50%。通气量增多使妊娠期妇女$PaCO_2$降低15%左右,HCO_3^-减少15%左右,动脉血氧分压(PaO_2)轻度增高,氧合血红蛋白离解曲线右移,这有利于氧在组织的释放。

妊娠期妇女氧耗增高为20%~50%,这是因为妊娠期妇女本身代谢增加以及胎儿的缘故。储氧能力的减少和氧耗的增加使妊娠期妇女更容易发生缺氧,因此麻醉时应保障妊娠期妇女充足的氧供。在分娩期间,特别是第一和第二产程,由于疼痛难忍,妊娠期妇女的每分通气量和氧耗剧增,比非妊娠妇女增高约300%,导致妊娠期妇女低碳酸血症($PaCO_2$降至2.67 kPa或更低),pH升高(pH为7.55)——呼吸性碱中毒,可使血管收缩,影响胎儿血供。另外,在宫缩的间歇期,由于疼痛缓解,血中低$PaCO_2$可使妊娠期妇女呼吸减弱,导致缺氧,对妊娠期妇女和胎儿不利。硬膜外分娩镇痛可有效地消除分娩疼痛,消除过度通气,降低氧耗,有利于妊娠期妇女和胎儿。

在怀孕期间,妊娠期妇女呼吸道黏膜的毛细血管都处于充血状态,更易引起出血和水肿。因此,全麻气管插管时操作务必要熟练、轻柔,避免反复操作,气管导管的口径比非妊娠妇女要小(6.5~7 mm)。

在妊娠过程中,若出现呼吸困难,则属肺活量显著下降的病理状态,多发生于严重贫血、心肺疾病、肺水肿或膈肌高度上移等妊娠期妇女。妊娠末期,因腹式呼吸受限,代偿能力极差,因此全麻时应避免抑制胸式呼吸,椎管内麻醉要防止阻滞平面过高,并加强呼吸的管理。产时换气增快、FRC下降及心排血量增高对吸入麻醉的诱导和出现有显著影响。心排血量的增加使血液对可溶性麻醉药的转运增快,减慢肺泡药物浓度达到吸入浓度的速率,延缓麻醉诱导的出现。

三、神经系统的改变

妊娠期妇女对全麻药和局麻药的敏感性都增加,对麻药的需求比非妊娠期妇女要低。对于腰麻或硬膜外麻醉,局麻药的用量可减少 30%~50%,就可达到理想的平面。一般认为,由于妊娠妇女腹腔压力增大,硬膜外静脉怒张,从而使硬膜外和蛛网膜下腔的间隙减小,导致局麻药的用量减少。但也有人认为,局麻药用量的减少是由于妊娠期妇女的神经纤维对局麻药的敏感性大大增加所致,且更易于扩散到细胞膜受体位点。

尽管妊娠并不增加脑脊液压力,但子宫痛性收缩及 Valsalva 手法能够增加硬膜外和脑脊液压力,如在子宫收缩时把局麻药注入蛛网膜下腔,则麻醉平面会显著增高。如果事先用区域阻滞消除患者疼痛,则脑脊液和硬膜外腔压力不会增高。

妊娠期妇女对吸入麻醉药的需要量也减低到正常量的 40%左右,但其机制尚不清楚。研究证明妊娠妇女吸入全麻药的最低肺泡有效浓度(MAC)明显减少,最低只相当于正常妊娠期妇女的 60%。有人认为这是妊娠时妇女体内各种激素水平发生了改变所致。还有人认为,妊娠期妇女吸入麻药的 MAC 的减低是由于妊娠期妇女内啡肽系统发生了改变,导致妊娠期妇女对疼痛的忍受力增加所致。

总之,无论是硬膜外麻醉或全麻,妊娠期妇女对各种麻药的敏感性增加,应适当减少药量,预防各种并发症的发生。

四、消化系统的改变

妊娠期妇女牙龈肥大、充血、松脆,因而易出血,与全身雌激素水平增加有关。在怀孕期间,由于胎盘分泌的促胃酸激素的水平升高,妊娠期妇女胃酸的分泌增加,pH 降低。胃肠运动减弱,食物在胃肠道停留的时间延长,妊娠晚期(尤其是分娩时)由于子宫增大导致幽门位移、黄体酮水平增加、疼痛、焦虑以及使用镇静催眠药等原因,也会明显影响胃的排空能力使胃排空延迟。正常情况下,胃内压增高,下食管括约肌(LES)即相应代偿性增加;但妊娠期妇女胃内压增高,LES 压力也降低,使用镇静催眠药和抗胆碱药如阿托品、格隆溴铵(胃长宁)时 LES 降低更为明显。所有这些改变都增加了反流、误吸的危险性。因此,对于择期剖宫产手术,应严格按要求禁食,而对于急症手术,麻醉前都应按饱胃进行准备。

五、代谢的变化

胎儿、胎盘的生长使母体的代谢发生改变,最明显的变化是体重增加和体形改变。体重增加不仅仅是增大的子宫及其内容物,还包括增大的乳房组织、血容量、水分(血管外和细胞外液体,约 6.8 L)。脂肪、蛋白质的堆积和细胞内液的增加,使母体储备增加,妊娠期体重平均增加 12.5 kg。

正常妊娠期增加的体重中,将近 1 kg 是蛋白质,其中一半在胎儿和胎盘,一半是子宫收缩蛋白、乳腺组织、血浆蛋白和血红蛋白。血浆清蛋白水平下降,而纤维蛋白原水平升高。

妊娠期总脂肪量增加,但增加的量随体重增加的不同而异。孕中期,血脂升高(血浆胆固醇升高 50％,血浆甘油三酯增加 2 倍),产后甘油三酯、胆固醇及脂蛋白迅速下降,妊娠期低密度脂蛋白(LDLS)和高密度脂蛋白(HDLS)的比率升高。有人认为孕中期脂肪储备较集中,以后的几个月,胎儿营养需要增加,脂肪储备减少。

妊娠期基础代谢率增高,到末期可达 15％～20％,氧耗量增加 20％～30％,主要为子宫血管营养区域所用。

孕期糖代谢有显著变化,在皮质激素及胎盘催乳素抑制胰岛素功能的作用下,外周葡萄糖利用率降低,肌肉糖原储存量减少,血糖增加及餐后血糖维持时间延长,藉此可使更多的糖透过胎盘以满足胎儿需要。由于肾小球滤出的糖量超过肾小管的回收量,因此有 20％～30％的非糖尿病妇女妊娠期可出现间断性糖尿现象,称为妊娠生理型糖尿,产后完全消失。由于血容量增多及代谢产物的增多,肾脏负荷加重。代谢产物增多导致 BUN 和 CCr 轻度增高。另外,尿蛋白的量也可轻微增多。

六、血液系统变化

妊娠期血容量的增加系血浆及红细胞两者均增加的结果,并可一直持续到足月。开始时血浆容量增加;继之红细胞计数增加,红细胞计数在孕期可增加约

33％，无论是否补铁，红细胞体积均增大，补铁时增大更明显。血浆容量的增加超过红细胞计数的增加，出现血液稀释现象，血细胞比容从 40％下降为 33％，血红蛋白含量从 125 g/L 下降至 109 g/L。血容量的增加量受以下因素影响，如：妊娠期妇女的身材、妊娠次数、曾经分娩的婴儿数及本次妊娠是单胎还是多胎等。身材矮小的妊娠期妇女，血容量只增加 20％，而体形高大者可增加 100％。血容量增加的具体机制尚未完全阐明，妊娠期升高的醛固酮、雌激素、黄体酮均与此有关。妊娠子宫需额外血流、胎儿额外的代谢需求及其他器官（尤其是肾）灌注增加，使血容量增加。皮肤亦需额外的血流，以散发因代谢率升高产生的热量。额外增加的血容量还可用于补充母体分娩时的失血。

正常妊娠期白细胞计数上升，由孕前的 $(4.3 \sim 4.5) \times 10^9/L$ 升至孕晚期的 $(5 \sim 12) \times 10^9/L$，主要是多形核细胞，可持续到产后 2 周以后。妊娠期淋巴细胞和单核细胞计数无变化。有研究表明，多形核细胞趋化性受损是细胞缺陷的表现，孕晚期妊娠期妇女多形核细胞黏附减少，这可解释为什么妊娠期妇女感染率高。嗜碱性粒细胞计数轻度减少，嗜酸性粒细胞在妊娠期的变化争论不一。妊娠期血小板计数产生明显增加，与之相伴的是血小板消耗进行性增加，血小板凝集抑制因子前列环素（PGI_2）和血小板凝集刺激因子、血管收缩因子（TXA_2）均升高。

妊娠期几种主要的凝血因子水平均升高，纤维蛋白原（因子Ⅰ）、因子Ⅷ显著增加，因子Ⅶ、Ⅸ、Ⅹ及Ⅻ轻度升高。血浆纤维蛋白原浓度自第 3 孕月开始，从正常非孕水平的 $2 \sim 4$ g/L 逐渐上升到孕晚期的 $4 \sim 6.5$ g/L，由此使血沉加快。实际上，随着血浆容积的增加，到妊娠末期，循环纤维蛋白原水平接近非孕时的两倍。纤维蛋白原合成增加与子宫胎盘循环的利用及激素变化（如高雌激素水平）有关。妊娠期对凝血酶原（因子Ⅱ）的影响不大，有学者观察到轻微的升高，也有报道正常。最近有报道因子Ⅴ略升高，并提示对因子Ⅴ有"血栓素"样影响。接近妊娠末期，因子Ⅺ略下降，因子Ⅻ（纤维蛋白稳定因子）明显下降，足月时达50％。妊娠期及产时纤溶活性受到抑制，其确切机制不清，可能与胎盘有关。与纤维蛋白原水平对应，纤溶酶原升高，使凝血和纤溶活性平衡。

很明显，妊娠期间凝血和纤溶系统发生了很大的变化。认识这些生理改变对理解妊娠的很多严重问题，如出血和血栓栓塞性疾病（二者均由凝血机制异常所致）非常重要。

七、内分泌系统的变化

妊娠期为适应性变化的需要，除胎盘合成的与胎儿分泌的激素起很大作用外,母体的内分泌腺亦积极参与。

妊娠期腺垂体增大,垂体生长激素浓度显著下降,促性腺激素也下降;甲状旁腺呈生理性增生,激素分泌增加,钙离子浓度下降,临床上多见低钙血症;孕期基础代谢率增高)(10.4%±5.9%),血清甲状腺激素浓度逐渐上升,垂体促甲状腺激素浓度也明显增高,有40%～70%的妊娠期妇女甲状腺增大;血清胰岛素浓度随妊娠进展而增高,但因胎盘催乳激素及游离皮质醇的致糖尿病性作用增加,胰腺对葡萄糖清除能力大为降低;孕期血清皮质醇浓度增加,肾上腺皮质激素处于功能亢进状态。另外,由于雌激素等的作用,孕期肾素-血管紧张素-醛固酮系统功能增强,可以起到稳定血流动力学状态的作用。

八、产妇的心理特点

新的医学模式即生物-心理-社会医学模式由 Engel 提出至今已 26 年,人的心理-社会因素受到医学界的广泛关注。有调查发现,剖宫产产妇存在不同程度的紧张、焦虑、恐惧等心理反应的占 98.6%。此种负性的心理反应将会影响麻醉后产妇的生命体征,给麻醉和手术带来一定的危险性。产妇具有其特有的心理特点。

(一)焦虑心理

麻醉对产妇来说是一个重要的心理应激源,对麻醉目的、意义、方法、麻醉意外、麻醉后遗症认识不够,产生种种疑虑和对手术的担心,使其表现出明显的焦虑、紧张、陌生不安及不知所措。

(二)恐惧心理

患者多初次入手术室,陌生的环境、陌生的医务人员及手术器械的碰撞声、监护仪的声音以及对手术疼痛的害怕都会使她们本能地产生一种恐惧感,当出现仰卧位低血压综合征时,产妇感到心慌、气短,更加重产妇的紧张不安和恐惧心理。

(三)依赖心理

产妇入手术室,家人不能陪伴,同时麻醉产生的状态也常使产妇产生无助心理,对医护人员的依赖心理也更加明显,极希望得到关怀和帮助。

(四)怀疑期望

怀疑手术能否顺利进行,麻醉医师的水平及麻醉镇痛效果,以及希望能用好的麻醉药物等,期盼早得知胎儿的性别、健康状况等。

第二节　子宫血流、活性与神经支配

一、子宫血流

人类子宫胎盘循环的体积难以测定,公认近足月妊娠总的子宫血流量为500～700 mL/min,可由以下公式计算:子宫血流量＝(子宫动脉压－子宫静脉压)/子宫血管阻力。增加的血并不全部流入绒毛间隙,一般认为约85%进入绒毛,其余的流入子宫肌层和内膜。近足月、未临产的妊娠期妇女,侧卧位休息时流经胎盘的血为400～500 mL/min。母体动脉的远端在胎盘内消失,因而只有子宫收缩才能控制动脉源性出血,这就是为什么子宫收缩乏力会导致产后出血。

下列因素可以减少子宫的血流量。①低血压:出血、感染、仰卧位低血压综合征、吸入麻醉过深、局部麻醉交感神经阻滞等均可使血压降低。②过度通气:胸膜腔内压增高,静脉回流减少,妊娠期妇女心排血量降低。③呼吸性或代谢性酸中毒,子宫动脉收缩。④严重低氧血症和高碳酸血症。⑤内源性和外源性儿茶酚胺浓度增加:妊娠期妇女激动、麻醉过浅,应用肾上腺素、甲氧胺、去氧肾上腺素或多巴胺都能使子宫动脉收缩。⑥子宫张力过高:局麻药中毒,或使用氯胺酮、α肾上腺素能激动药。

产科麻醉可通过改变血管状态、子宫收缩或子宫肌肉状态,直接或间接改变子宫血管阻力。也可通过改变灌注压(即改变子宫动脉或静脉压)影响子宫血流量。例如,行交感神经阻断术或深全麻的动物,血压过低可降低灌注压,减少子宫血流量。α肾上腺素能受体激动时可增加子宫血管阻力,但这些药物可增加静脉回流而增加灌注压,因此总体来说对子宫血流量和新生儿状态没有太大影响。临床上小剂量去氧肾上腺素(100 μg)治疗由硬膜外或蛛网膜下腔麻醉引起的低血压时与麻黄碱作用相同。尽管如此,麻黄碱因其更好的安全性和有效性,被认为是产科中升压的首选药物。

二、子宫活性和产程进展

分娩是指胎儿从子宫经阴道娩出的生理过程。正常的分娩过程需要子宫收缩和渐进性宫颈扩张。产程可以分为3个阶段:第一阶段从规律宫缩到宫口开全;第二阶段从宫口开全到胎儿娩出;第三阶段从胎儿娩出到胎盘、胎膜全部排出。分娩刚开始时,子宫收缩不频繁且强度较低。随后,子宫每 3 分钟收缩 1 次,持续约 1 分钟。子宫收缩时子宫内压可达 $6.7 \sim 9.3$ kPa($50 \sim 70$ mmHg),收缩间歇期子宫张力降到 1.3 kPa(10 mmHg)。

异常产程可分为潜伏期延长、活跃期停滞、活跃期延长、胎先露下降迟缓和停滞。第一产程潜伏期,过度镇静和麻醉使子宫收缩力下降,常导致产程延长。在活跃期和第二产程时,头盆不称、胎位不正和异常先露是导致产程延长的主要原因。

三、子宫和生殖道神经支配

子宫体和宫颈的传入神经尽管与交感神经伴行,但它们都是躯体感觉神经纤维。它们来自宫颈两侧,从侧方经过宫颈旁组织,横贯宫颈神经丛,在阔韧带处延续,经过下腹部神经丛下、中、上支,进入腰、下胸部区域的交感神经链,在 T_{11} 和 T_{12} 进入脊髓白质。部分纤维经 L_1 进入脊髓。此外还有部分从宫颈发出的纤维通过盆腔的内脏神经进入 $S_{2 \sim 4}$。

阴道、外阴、会阴等处神经冲动经由会阴神经和阴蒂背神经传递,经由两侧阴部神经达 $S_{2 \sim 4}$;阴部神经发出冲动到肛提肌。会阴和外阴一些部位的皮肤接受来自髂腹股沟神经、股外侧皮神经、股内侧皮神经和 $S_{2 \sim 4}$ 的皮神经分支支配。交感($T_5 \sim L_2$)和副交感($S_{2 \sim 4}$)神经纤维传递传出神经冲动到子宫,并影响其运动功能。尽管子宫功能和神经生理的关系尚不清楚,但一般认为分娩时子宫收缩性不依赖于这些神经冲动。

神经阻滞的选择直接与疼痛的来源有关。例如对于单纯钳夹分娩,外阴部神经阻滞已足够,但对一些较为复杂的娩出情况则应进行更广泛的阻滞。

四、分娩时疼痛

第一产程的疼痛主要与子宫收缩时子宫缺血和宫颈舒张有关。在第一产程传导伤害性冲动的感觉通路包括子宫神经丛、上腹下丛、上腹中丛和上腹上丛,腰及下胸部交感神经链以及 $T_{10} \sim L_1$ 脊髓节段。

第二产程的疼痛来自筋膜、皮肤、皮下组织的伸展、膨胀和撕裂及外阴骨骼肌上的压力。这些区域的感觉是通过阴部神经、阴蒂背侧神经、阴唇神经和下痔神经等主要感觉分支传导,延续到 $S_2 \sim_4$ 神经根。但其他神经如髂腹股沟神经、生殖股神经和腹后神经也会在会阴部的神经支配中起作用。

虽然会阴的绝大部分由阴部神经的三个主要分支支配,但是有些患者上述其他神经的作用也很重要。报道的疼痛类型可以有腰痛(可能是来自宫颈的牵涉痛)、子宫痉挛性痛(由于宫底收缩)、阴道或会阴部"烧灼感"或"撕裂感"(由于宫颈或阴道扩张)。

难产通常非常痛苦,往往由于头盆不称、子宫痉挛、产程延长、宫缩不规律、产时感染或其他多种原因所致。

第三节 胎 盘 转 运

一、胎盘的转运

胎盘的代谢率很高,其主要功能是向胎儿运送氧和营养物质,并将 CO_2、尿酸和其他代谢产物运回母体。根据物质的性质与胎儿的需要,有不同的运输方式,可概括为以下 5 种。

(一)单纯弥散

单纯弥散是胎盘物质交换中最重要的方式之一。物质分子从高浓度区域移向低浓度区域,直至平衡。通过单纯弥散从母体进入胎体的物质有两类:一类是维持体内生化平衡的物质;另一类大部分为外来物质,除抗代谢药物外,均以单纯弥散方式由母体进入胎体。

单纯弥散受多种因素的影响,如弥散的速度与胎盘两侧的物质浓度差及交换面积大小成正比,而与膜厚度成反比。药物通过单纯弥散通透胎盘,可用 Fick 公式予以说明:

$$Q/f = KA(Cm-Cf)/D$$

其中,胎盘膜厚度为 $2\sim6\ \mu m$,面积为 $15\ m^2$。

有的药物在一定剂量下转运率极低,但用药量过大而形成大的浓度差时,有可能大量通过胎盘进入胎体,产生意外的药物效应,给胎儿造成危害。物质分子量<500,容易通过胎盘,分子量>1 000 的物质较难通过;脂溶性高低、油/水分配系数、离子化率也影响通过胎盘的难易。

目前认为,胎盘膜犹如血-脑屏障一样为脂质屏障,由磷脂构成,具蛋白质性质。凡脂溶性高、电离度小的物质均易通过胎盘,有许多麻醉药即属于此类,如易溶于脂肪的硫喷妥钠能很快透过胎盘,2 分钟后母胎浓度即相等;吸入麻醉药,由于分子量小,脂溶性高,也能迅速进入胎体。难溶于脂肪、电离度强的物质,如三羟甲基氨基甲烷(THAM)、琥珀胆碱、筒箭毒碱等则较难透过胎盘。

(二)易化扩散

有些物质的运输率如以分子量计算超过单纯弥散所能达到的速度。目前认为有一种运载系统,对某些物质起加速弥散作用,如天然糖、氨基酸、大多数水溶性维生素等。运输速度以 mg/min 计算。

(三)主动转运

由于胎体内某些物质浓度较母体高,故不能用弥散规律解释,推测胎盘通过主动转运系统浓集这些物质。给人体选择性注射氨基酸,天然的 L 型氨基酸比非天然的 D 型氨基酸转运快得多,证实了上述推测。主动转运需消耗一定的能量,通过胎盘膜细胞线粒体内 ATP 酶进行,如抗代谢药、无机铁、氨基酸等都属此类。速度以 mg/h 计算。

(四)吞饮作用

电镜显示合体滋养层伸出伪足,其周围包绕微量的母体血浆,这些微滴被完整地转运到细胞的另一侧,很快进入胎儿循环。复杂的蛋白质、小分子的脂肪、免疫性物质,甚至病毒都可以此方式通过胎盘。复杂蛋白质的转运包括了所需特异受体的高度选择过程,例如母体的抗体 IgG 可自由转运,而其他抗体则不能。

(五)渗漏

胎盘膜可出现较大的间隙,允许完整细胞进入胎血。产时、胎盘损伤时、剖宫产及胎儿宫内死亡时更易出现此种间隙。此时常可在母体循环中找到胎儿细胞,通过此种机制,母体可被胎儿红细胞抗原如 Rh 因子致敏。

二、胎儿及新生儿药物代谢特点

存在于母体的药物通过母胎屏障后必会到达胎儿体内进行分布。胎儿和新生儿的反应依赖于药物在富含血管的器官,如脑、心、肝脏的浓度。由胎盘母室转运到胎室的药物在胎儿各生命器官内分布前即被稀释。大约85%的由胎盘流向胎儿的脐静脉血都通过胎儿肝脏汇入腔静脉。药物的浓度被来自下肢、腹腔脏器、上肢和喉部的混合血进一步稀释。右房血液通过卵圆孔经右向左分流入左房,在左半心脏形成的最终浓度,仅略低于腔静脉。最终到达生命器官的药量与该器官的血供有关。中枢神经系统是高度脉管化的胎儿器官,而胎儿和新生儿血-脑屏障的通透性较高,药物通过量较大,尤其当呼吸抑制发生 CO_2 蓄积和低氧血症时,膜通透性更大。

无论静脉或硬膜外用药,胎儿组织对药物的吸收都很快。注射后 1～2 分钟即可在组织中检测到局麻药。药物的脂溶性对药物在某些脂质含量高的器官如肝脏、肾脏、卵巢、脑中的浓度蓄积很重要。胎儿肝的重量占体重的 4%(成人为 2%),胎儿肝内的细胞色素 P450、NADPH-细胞色素还原酶、葡萄糖醛酸转移酶的活性与成人无差异,因而对药物的解毒功能无明显差别。早至中孕期,胎儿肝脏就能代谢药物和许多基质,这种能力可促进胎儿成熟。镇痛药和镇静药在胎儿肝脏中的代谢要慢得多,剖宫产的新生儿会产生一种延迟效应,最终因胎儿肾功能减退而使药物排出减少。胎儿和新生儿的肾滤过率为成人的 30%～40%,肾小管排泄量比成人低 20%～30%,药物排泄能力比成人低,对巴比妥类药排泄尤其缓慢。

第四节　麻醉药对母体及胎儿的影响

麻醉药和麻醉性镇痛药都有程度不同的中枢作用,且均有一定数量通过胎盘进入胎儿血液循环。因此在用药时必须慎重考虑用药方式、方法、剂量、用药时间以及胎儿和母体的全身情况。如果胎儿在药物抑制高峰时娩出,则有可能发生新生儿窒息,特别对早产儿更应慎重。

一、麻醉性镇痛药

吗啡、哌替啶、芬太尼等都极易透过胎盘,对胎儿产生一定的抑制。

(一)吗啡

极易通过胎盘。该药透过早产儿血-脑屏障的浓度大于哌替啶,分娩早期用药可使子宫活动性降低,产程延长,新生儿呼吸抑制。对母体的不良反应,可有直立性低血压;恶心、呕吐;胃排空延迟。吗啡与东莨菪碱联合应用曾因其"朦胧麻醉"效果而风靡一时,但目前产科已弃用吗啡。

(二)哌替啶

母体静脉注射 50 mg 后,2 分钟内胎血即可检出,6 分钟后母、胎血内浓度达平衡。肌内注射时,脐静脉的哌替啶出现延迟,浓度亦较低,于分娩前 1 小时肌内注射 50～100 mg,娩出的新生儿与未用药者无明显差异;但如果在娩出前2小时肌内注射,新生儿呼吸抑制发生率明显增高;4 小时内娩出者,呼吸性酸中毒的程度增加。近年来证实,哌替啶抑制新生儿呼吸中枢是其分解代谢产物去甲哌替啶、哌替啶酸及去甲哌替啶醇所产生的,此类产物在胎儿肝内形成。哌替啶生物降解需2～3 小时,因此可以解释在胎儿娩出前 1 小时用药,娩出的新生儿正常,于娩出前2～3 小时用同样剂量,则新生儿都有呼吸抑制现象,故哌替啶应在胎儿娩出前 1 小时内或 4 小时以上使用为宜。哌替啶有促进宫缩作用,子宫肌张力不降,宫缩频率及强度增加,故可使第一产程缩短。胎儿娩出后一旦出现呼吸抑制,可用镇痛药拮抗剂处理,如纳洛酮、烯丙吗啡等。

(三)芬太尼

芬太尼、阿芬太尼、舒芬太尼为短效脂溶性镇痛药,由于其分布容积最小和消除半衰期最短,作用持续时间也最短。临床常用剂量的芬太尼类药,在胎儿娩出前静脉注射,可迅速通过胎盘,使新生儿发生呼吸抑制。而小剂量使用,如芬太尼10～25 μg;舒芬太尼 5～10 μg 在产程早期蛛网膜下腔注射,可提供满意的第一产程镇痛,而不产生运动阻滞,对新生儿亦无不良影响。小剂量芬太尼加低浓度局部麻醉药如 0.3％的罗哌卡因联合采用 PCEA,于分娩时镇痛,可加强宫缩,缩短第一产程,亦不影响产力,在分娩镇痛中具有良好的应用前景。

(四)布托啡诺和纳布啡

布托啡诺和纳布啡是两种合成的阿片受体激动/拮抗药,2 mg 布托啡诺与10 mg 纳布啡对呼吸的抑制作用和 10 mg 吗啡的作用相当。但再增大剂量,呼吸抑制的作用并不随着剂量的增大而增加。这两种药的临床剂量可引起胎心的改变,和上述阿片类对比,没有研究证明这两种药有什么特别的优点。

二、非麻醉性中枢性镇痛药

曲马朵主要作用于 u 受体,镇痛效价约为吗啡的 1/10;生物利用度约为65％,显著高于阿片类药。血浆蛋白结合率仅约 4％,可通过胎盘,但治疗剂量不抑制宫缩和产程,对呼吸循环的影响轻微。可用于产科镇痛。曲马朵起效稍慢,但镇痛时间长,可维持 4～6 小时,因此适合于分娩镇痛的妊娠期妇女。分娩时,100 mg 曲马朵静脉单次应用,对母婴没有明显不良影响。

三、非巴比妥类镇静安定药

(一)地西泮(安定)

易于透过胎盘,静脉注射 10 mg 在 30～60 秒内;肌内注射 10～20 mg 在

3～5 分钟内即可进入胎儿。母体肌内注射 10 mg 于 40 分钟后母胎血内浓度达平衡,其后胎血浓度不再增加,此与胎儿血浆蛋白对地西泮有较强的亲和力有关。地西泮在新生儿的半衰期为 20～70 小时,8 天后仍可检出其代谢产物去甲基西泮。临床依用药剂量的大小对新生儿 Apgar 评分与神经行为评分将有一定影响。

(二)咪达唑仑

咪达唑仑具有苯二氮䓬类共有的药理作用,但其效价为地西泮的 1.5～2 倍。由于其脂溶性高,口服后吸收迅速,30～60 分钟母体血药浓度达峰值。肌内注射后 30 分钟血药浓度达峰值,静脉注射后 15～30 秒即可进入胎儿。由于该药与血浆蛋白结合度高达 94%,故其透过胎盘量较地西泮少,在母体与新生儿的消除半衰期约为 2.4 小时,约为地西泮的 1/10。该药对呼吸的抑制作用与剂量相关,母体静脉注射 0.075 mg/kg 不影响 CO_2 的通气反应,而 0.15 mg/kg 即可产生不同程度的呼吸抑制,甚至发生短时间的呼吸暂停,故产期应慎用。

(三)氯丙嗪

氯丙嗪主要用于先兆子痫和子痫,以达到解痉、镇静、镇吐及降压作用。肌内注射 12.5～25 mg 后,1.5～2 分钟可通透胎盘,对子宫收缩无明显影响,过量引起中枢抑制。

(四)异丙嗪

母体静脉注射 1.5 分钟后,脐静脉血中即可检出。对子宫张力无影响,个别产妇用药后出现躁动。神经安定合剂如氟哌啶等已逐渐取代氯丙嗪和异丙嗪。

(五)氟哌利多(氟哌啶)

氟哌啶的安定作用相当于氯丙嗪的 200 倍,氟哌啶醇的 3 倍;镇吐作用相当于氯丙嗪的 700 倍。静脉注射后 3～5 分钟即可在脐静脉血中检出,最佳效应时间在 3 小时以上。该药对子宫肌张力无影响,过量可产生中枢抑制,临产产妇应慎用,可影响新生儿 Apgar 评分和神经行为评分。

四、巴比妥类镇静药

巴比妥类药物均可迅速透过胎盘。该类药在胎盘移行中受 pKa 的影响比脂溶性因素更大。如戊巴比妥的 pKa 为 8.02,异戊巴比妥的 pKa 为 7.78,两者脂溶性相同,但前者的胎盘移行速度比后者快。

虽然硫喷妥钠可迅速通过胎盘,但是因为进入胎儿的硫喷妥钠绝大部分被胎儿肝脏代谢或被胎儿体循环的血液稀释,移行到新生儿脑内的浓度低,故硫喷妥钠静脉注射用于剖腹产麻醉诱导时,很少出现新生儿睡眠,临床检测胎儿脑血硫喷妥钠的浓度并不高。而对早产儿、宫内窘迫窒息缺氧者,应慎用。

五、全身麻醉药

(一)氯胺酮

氯胺酮可通透胎盘,偶可引起新生儿肌张力增强和激动不安,发生率约为2%。该药有消除宫缩阵痛,增强子宫肌张力和收缩力作用。因为氯胺酮可较好地维持母体心血管状态和子宫血流而被应用作产科辅助药,小剂量 0.25～0.5 mg/kg静脉注射可产生有效镇痛,但意识和保护性反射均不消失。有报道静脉用 2 mg/kg 以上的氯胺酮对胎儿产生了呼吸抑制,因此,产科麻醉一般不超过2 mg/kg。对有精神病史、妊娠高血压综合征或先兆子痫、子宫破裂的妊娠期妇女禁用。

(二)羟丁酸钠(γ-OH)

1961 年,有人将该药用于难产和胎儿宫内窒息,主因该药有增强宫缩频率,强化催产药和促进宫缩的作用。该药通透胎盘,可预防胎儿缺氧性脑病。静脉注射 60 mg/kg,可减少脑血流量,改善脑代谢,降低脑氧耗,减少糖消耗量,使乳酸和丙酮酸盐生成量下降。该药禁用于严重妊娠高血压综合征、先兆子痫和低钾血症产妇。

(三)硫喷妥钠

1936 年,始用于产科,迄今仍有人用于分娩第二期或全麻诱导。它不影响子宫收缩,可迅速通透胎盘,静脉注射 45 秒后,脐静脉血可检出,但胎儿摄取量与母体所用剂量不呈正比关系。用于妊娠期的半衰期比非妊娠期长 2～3 倍。健康新生儿的 Apgar 评分与所用剂量及脐静脉血中浓度无直接关系。大剂量硫喷妥钠可能抑制新生儿呼吸,故应限制剂量不超过 7 mg/kg。

(四)异丙酚

催眠效能较硫喷妥钠强 1.8 倍,起效快,维持时间短,苏醒迅速。该药可迅速通透胎盘,母/胎血药浓度比约为 0.7。国内外对异丙酚在产科的应用,如对母体的药物代谢动力学、药物效用动力学、对子宫的影响、胎盘转运、初乳和母乳中的分泌及其对胎儿、新生儿的影响等,均已有报道。推荐麻醉诱导剂量<2.5 mg/kg,维持剂量每小时 2.5～5 mg/kg,超过该剂量对新生儿 Apgar 评分

将有影响。有资料强调：妊娠期异丙酚除用作终止妊娠外，不宜用于产科麻醉，且哺乳期母亲用后，乳汁中所含异丙酚浓度（$0.04\sim0.74\ \mu g/mL$）对新生儿安全尚有顾虑。

（五）氧化亚氮

可迅速透过胎盘，母胎间血浓度差为$55\%\sim91\%$，且随吸入时间延长而成比例增加。对母体的呼吸、循环、子宫收缩力有增强作用，使宫缩力与频率增加。产科多采用半紧闭法做间歇吸入，可在分娩第一期宫缩前 20 秒吸入，氧化亚氮与氧吸入浓度各占 50%，氧化亚氮浓度最高不超过 70%。

（六）氟烷、安氟醚和异氟醚氟烷

氟烷、安氟醚和异氟醚氟烷对子宫收缩力有较强的抑制作用，安氟醚和异氟醚次之。吸入氟烷 $2\sim7$ 分钟，母体血药浓度达 780 mg/L 左右时，即可透过胎盘。

氟烷吸入浓度应低于 0.5%，且应间歇吸入。在分娩第一期使用低浓度氟烷，对子宫收缩力的抑制作用很明显，但同样浓度在第二期吸入，对子宫收缩力的影响并不明显。由于氟烷对子宫抑制较强，禁用于经阴道分娩者。

如果剖宫产麻醉维持用高浓度的上述麻药，会明显地抑制宫缩，导致胎儿取出后子宫收缩不良，增加手术出血量。因此，剖宫产的麻醉维持最好使用较高浓度的氧化亚氮复合低浓度的安氟醚或异氟醚。临床研究表明，50%的氧化亚氮复合低浓度强效的麻醉药（0.5%氟烷或1%以内的安氟醚、异氟醚），麻醉效果较好，对子宫收缩的影响轻，对新生儿没有明显的影响。

六、肌肉松弛药

（一）琥珀胆碱

该药脂溶性较低，且迅速被胆碱脂酶分解，故其常用剂量极少向胎儿移行，新生儿体内亦无此药；但用量在 300 mg 以上或一次大量使用，仍会移行至胎儿，3.5 分钟时与母体血浓度达平衡。当妊娠期妇女胆碱脂酶活性异常，使用该药后可引起母子呼吸抑制。

（二）非去极化肌肉松弛药

非去极化肌肉松弛药的种类较多，如潘库溴铵、阿曲库铵、维库溴铵、哌库溴铵、杜什氯铵、米库氯铵、罗库溴铵等，使临床用药有更多的选择。上述药均属高水溶性，不易（但非完全不能）通透胎盘。产科使用的理想肌松药应具有起效快、持续时间短、极少透过胎盘、新生儿排除迅速等特点。阿曲库铵与米库氯铵属大分子量的季铵离子,脂溶性低,50%与蛋白结合,所以通透胎盘量少。有报道,剖宫产时应用 0.3 mg/kg 的阿曲库铵,仅有微量通透胎盘,胎/母间比值为 12%,娩出新生儿 Apgar 评分正常,但出生后 15 分钟神经学和适应能力评分(NACS)55%正常,45%较差,说明使用阿曲库铵后新生儿的自主肌张力较差,表现为颈部屈肌和伸肌主动收缩力,于出生后 15 分钟时仍有残存肌松现象,这些对不足月的早产儿应予重视。

第五节　剖宫产手术的麻醉

我国剖宫产率为 20%~30%,剖宫产手术的主要危险因素包括肺栓塞、高血压、麻醉、羊水栓塞、流产、异位妊娠等。过去几十年母体死亡率逐年下降,这是多种因素形成的,如母体健康状况的改善、护理条件的提高、实验室检查的应用、及时有效的输血等,但麻醉所占的比例仍居高不下。在美国,产科麻醉被认为是麻醉学领域里的一个"高危"的专业,产科麻醉的医疗事故在美国法律诉讼中所占的比例极高,因产科麻醉的并发症而引起的产妇死亡占所有妊娠死亡的第六位。而导致与麻醉有关的妊娠期妇女死亡最主要的原因是在全麻诱导后出现的困难气道(指既不能有效地实施面罩通气又不能成功地进行气管插管)。因此保证母儿安全、减少手术创伤和术后并发症是产科麻醉应掌握的原则。

一、术前准备及注意事项

多数产科手术属急症性质,麻醉医师首先应详细了解产程经过,对母胎情况做出全面评估,了解既往病史、药物过敏史、家族遗传病史及术前进食、进饮情况。

产妇呕吐一旦发生误吸,将给母胎造成致命后果,必须重视预防。麻醉前 6 小时严格禁食、禁饮;产妇住院后,手术可能者应尽早禁食、禁饮;术前给予胃酸中和药;对饱胃者应避免选用全麻,如必须时,应首选清醒气管插管以防呕吐误吸。

对妊娠高血压综合征、先兆子痫、子痫及引产期妊娠期妇女有大出血可能者,麻醉前应总结术前用药情况,包括用药种类、剂量和给药时间,注意药物不良反应,并做好急救与异常出血的准备。

麻醉方法的选择应依母胎情况、麻醉医师熟练程度及设备条件而定。为保证母婴安全,麻醉前必须亲自检查麻醉机、氧气、吸引器、急救设备和药品。麻醉操作前常规开放静脉输液,做好输血准备。麻醉时必须充分吸氧,尽力维持循环稳定,注意并预防仰卧位低血压综合征。应用升压药时应注意该类药与麦角碱的相互协同作用。

二、麻醉方法

在产科麻醉时,麻醉医师必须选择对母亲安全舒适、对新生儿影响小并能给产科医师提供良好的手术条件的麻醉方法。常用的麻醉方法如局部浸润麻醉、腰麻、硬膜外麻醉、腰麻-硬膜外联合麻醉、全身麻醉等。

(一)局部浸润麻醉

局部浸润麻醉主要适用于饱胃产妇和胎儿宫内窒息产妇。缺点为难以达到完全镇痛,宫缩仍存在且腹肌不松弛,手术操作不便。局麻药用量过大有引起母胎中毒的可能,对子痫和高血压产妇尤应注意预防。

(二)腰麻

在剖宫产的应用突出了阻滞完善、潜伏期短、用药量小等优点。穿刺点常为 $T_{3\sim4}$,可上下移动一个间隙,局麻药可选择 10 mg 左右的布比卡因或丁卡因,麻醉平面控制在 T_8 左右。但传统的腰麻对妊娠期妇女血流动力学影响较大,麻醉平面不易控制,不能任意延长麻醉时间,而且术后头痛的发生率较高。近年来开始普遍应用 26 号腰穿针,且穿刺针头多由以前的锐缘改为圆锥形(笔尖式腰穿针),这样当进行穿刺时,韧带等的横断性损伤大为减少,穿刺针拔出后针孔可以很快复原,故腰麻后头痛的发生率明显下降。文献荟萃分析表明,腰麻的诱导至胎儿娩出时间短于硬膜外。对于低血压、脐动脉血 pH 和 Apgar 评分是否有差异,文献有争议。

(三)硬膜外麻醉

硬膜外麻醉是剖宫产手术的常用麻醉方法,穿刺点选择 $L_{2\sim3}$ 间隙,也可上下浮动一两个间隙。麻醉药一般选择 1.5%～2%利多卡因、0.5%布比卡因或 0.75%罗哌卡因,麻醉平面应达到 T_8 左右。硬膜外用药剂量可比非妊娠期妇女减少1/3。其优点为麻醉效果好,麻醉平面和血压较容易控制,对母婴安全可靠。其缺点为起效缓慢,肌肉松弛度稍差于腰麻。

为预防子宫压迫下腔静脉,导致仰卧位低血压综合征的发生,产妇最好采用左侧倾斜30°体位,或垫高产妇右髋部,使之向左倾斜30°,这样可减轻巨大子宫对腹后壁大血管的压迫。麻醉前应常规开放静脉,给予预防性输液。妊娠期妇女硬膜外血管处于怒张状态,穿刺置管应小心,以免误入血管。

(四)腰麻-硬膜外联合阻滞(CSE)

近十几年来,腰麻-硬膜外联合阻滞(CSE)在产科的应用越来越多。CSE结合了腰麻和硬膜外的特点,起效快并且肌肉松弛良好,和腰麻相比可较好地控制麻醉平面并可任意延长麻醉时间,并可提供术后镇痛。另外,现在CSE的穿刺器械有了很大的改进。例如普遍使用管内针技术,从而使针芯更细,减弱了硬膜的损伤程度,同时避免了和皮肤的直接接触,减少了感染的机会;笔尖式针芯、针孔侧置使针芯不像传统的斜面式腰麻针那样切开硬脊膜,而是分开硬脊膜,对硬脊膜的损伤更小且更容易愈合,明显减少了脑脊液的外露。正是由于这些方法和技术上的改进,使CSE的并发症大大降低。

文献荟萃分析表明CSE与硬膜外麻醉比较,低血压和1分钟Apgar评分均无差异,文献无足够证据评估CSE与腰麻之间的差异。麻醉之前一定要开放静脉通道,预防性地输液500 mL左右,同时准备好常用的升压药。产妇最好采用左侧倾斜30°体位,这些措施能有效地预防低血压的发生。

(五)全身麻醉

如果妊娠期妇女合并有凝血障碍、腰椎感染、精神障碍或其他一些严重的并发症时,最好采用全身麻醉。全身麻醉的优点包括:诱导迅速,心血管功能稳定,良好的气道控制。最严重的问题是气管插管失败和反流误吸,其他的问题如新生儿抑制、子宫收缩的抑制等,可通过良好的麻醉管理来有效地预防。

麻醉管理的措施包括:①诱导前1小时口服抗酸药,如H_2受体拮抗剂西咪替丁。②产妇采用左侧倾斜30°体位,监测措施至少要有心电图、血压、氧饱和度。③诱导前充分供氧(氧流量>6 L/min)。④手术的各项准备措施(如消毒、铺巾)准备好之后才开始麻醉诱导,以尽量减少胎儿暴露于麻药下的时间。⑤诱导采用硫喷妥钠4~5 mg/kg+琥珀胆碱1.5 mg/kg。诱导时可请一助手按压环状软骨。⑥麻醉维持采用50%的氧化亚氮复合0.5%氟烷或0.75%异氟醚或1%安氟醚。⑦避免过度通气。⑧胎儿取出后,立即加深麻醉,可适当提高氧化亚氮的浓度,追加阿片类镇痛药。吸入麻醉药浓度仍维持低浓度,以免影响宫缩。⑨患者清醒后拔管。

文献荟萃分析表明,全麻的诱导至胎儿娩出时间短于硬膜外或腰麻,且硬膜外或腰麻的母亲低血压发生率较高。全麻的 1 分钟和 5 分钟的 Apgar 评分低于硬膜外和腰麻。对于脐动脉血 pH 是否有差异,文献有争议。

剖宫产麻醉方法的选择应考虑各方面因素,做到个体化。这些因素包括麻醉方面、产科方面、或胎儿的危险因素(如择期还是急诊)、患者的喜好以及麻醉科医师的判断。每一种麻醉方法都有各自的优点和缺点。对于多数剖宫产,椎管内麻醉优于全麻。全身麻醉时的产妇死亡率要比椎管内麻醉时的产妇死亡率高。在全麻下出生的新生儿的 Apgar 评分比在椎管内麻醉下出生的新生儿的 Apgar 评分低。椎管内麻醉和麻醉监护加局麻也有它们特有的适应证和禁忌证。不管使用哪一种麻醉方法,都要做好预防和治疗各种麻醉并发症的准备。

第六节 阴道分娩的麻醉(分娩镇痛)

一、分娩动因的内在机制与外在表现

分娩的发生、发展及完成由胎盘-胎儿分泌的一系列激素和细胞因子所决定,如前列腺素(特别是 PGE_2)、皮质醇(cortisol)、雌/孕激素、催产素以及细胞因子等,各种激素和细胞因子的分泌在妊娠末期即明显增加,分娩临产后迅速达到高峰,使子宫产生强烈的有规律的收缩,导致了分娩的发生。

从分娩动因的外在表现看,分娩的发生是由于子宫强烈的有规律的收缩,在各种辅助肌肉的配合下,使胎儿排出体外。

二、分娩的分期

分娩全过程是从有规律宫缩开始至胎儿、胎盘娩出时为止,共分为 3 个产程。第一产程:从间歇 5~6 分钟的规律宫缩开始,到子宫颈口开全。初产妇需 11~12 小时,经产妇需 6~8 小时;第二产程:从子宫颈口开全到胎儿娩出,初产妇需 1~2 小时;第三产程:从胎儿娩出至胎盘娩出,需 5~15 分钟,不超过 30 分钟。

三、分娩痛的产生

分娩疼痛主要发生在第一产程,疼痛主要来源于子宫收缩、宫颈扩张以及胎头压迫盆底组织所产生的疼痛,其中最主要的是子宫收缩痛,绝大多数妊娠期妇女难以忍受;而进入第二产程后,分娩疼痛明显减轻,表现为强烈的"排便"感,但大多数产妇可以耐受。支配子宫底和体部的痛觉纤维伴随相应交感神经进入脊髓 $T_{11}\sim L_1$ 节段,而支配子宫颈和盆底组织的痛觉纤维则进入脊髓 $S_2\sim S_4$ 节段。因此,要消除子宫收缩引起的疼痛需阻滞 $T_{11}\sim L_1$;而要消除宫颈和盆底组织的疼痛则需阻滞 $S_2\sim S_4$ 节段。

四、分娩疼痛对产妇和胎儿的影响

分娩疼痛对产妇和胎儿的影响见表 9-1

表 9-1 分娩疼痛对产妇和胎儿的影响

生理作用	对产妇的影响	对胎儿的影响
基础代谢率增加	需氧增加	胎儿氧合减少
需氧增加过度通气	呼吸性碱中毒、脱水,间歇性呼吸停顿和低氧血症(常因功能性残气量降低和使用镇静药)	胎儿氧合减少(机制尚不清,可能因机械因素引起胎盘氧转运减少)
心动过速	有严重心血管疾病者可致心血管失代偿(尤其是高龄产妇)	胎儿血流减少,胎儿酸中毒
血压升高		胎儿酸中毒
高糖血症、血脂肪酸增加	酮体增加、酸中毒	
儿茶酚胺增加(以及 ACTH、ADH、皮质醇)	血管收缩和心血管压力过大(妊娠高血压甚至高血压危象)氧耗增加、子宫收缩受影响	胎儿血流减少,胎儿酸中毒
代谢性酸中毒加剧(因低氧血症、儿茶酚胺和脱水)	代谢性酸中毒	胎儿酸中毒
儿茶酚胺引起胃泌素增加、恶心呕吐	胃滞留、胃内酸性增加	
心理影响	焦虑、恐惧、不合作	

五、分娩疼痛的影响因素

(一)生理因素

高龄或低龄妊娠期妇女、第一胎、胎儿较大者疼痛较明显。第二产程宫口扩张速度快,子宫收缩间隔时间短,胎先露异常者分娩痛较剧。如果妊娠期妇女有痛经史,分娩痛也往往很明显。

(二)心理因素

对分娩的态度、以往疼痛的经历、对分娩过程的了解程度、对产痛的预计值、对自然分娩的自信心,以及周围环境的影响、文化及受教育程度等因素直接影响宫缩质量和宫颈扩张,是目前研究较热门的话题,也是恩格尔"生物-心理-社会"的新的医学模式的推广。

(三)神经体液因素

内源性阿片类物质的产生、妊娠过程中激素变化、胎盘内物质及体内P物质均是妊娠期妇女痛阈值提高和痛觉减退的神经体液因素。

六、分娩镇痛的目的及必要性

(1)可显著减轻或消除妊娠期妇女的分娩痛,最大程度地减少妊娠期妇女的痛苦。

(2)给妊娠期妇女提供人性化的医疗服务,是社会生活发展的必然要求。

(3)帮助妊娠期妇女树立自然分娩的信心,提高自然分娩率。

(4)阻滞交感神经,理论上还可扩张胎盘血管,增加胎儿血供;减轻或消除疼痛所导致的过度通气以及其带来的对母婴各方面的不良影响,消除疼痛给妊娠期妇女带来的不适,妊娠期妇女可适当进食、休息,为分娩做好充分的准备。

(5)有助于妊娠期妇女保持心理稳定,增加愉悦感及刺激PRL分泌,利于分娩后的哺乳。

七、分娩镇痛的方法及优缺点

理想的分娩镇痛必须具备下列特征:①对母婴影响小;②易于给药,起效快,作用可靠,满足整个产程镇痛的需求;③避免运动阻滞,不影响宫缩和产妇运动;④产妇清醒,可参与生产过程;⑤必要时可满足手术的需要。

(一)非药物治疗

主要包括:产前教育、锻炼助产动作、腹式呼吸、照顾支持、"导乐"式法、经皮电神经刺激、针刺及针压法及音乐疗法等。非药物镇痛仅适用于疼痛较轻微的患者,如产痛较剧烈,则需加用药物或改用吸入麻醉镇痛或行椎管内阻滞镇痛。

妊娠期妇女的疼痛程度个体差异很大,其中很大程度上与妊娠期妇女的紧张和焦虑情绪有关。让妊娠期妇女了解分娩是一种自然的生理过程及分娩中可能要进行的操作或检查,可以让妊娠期妇女主动地配合产程的进展和分娩的进行。同时配合呼吸训练、营造宽松舒适的气氛以及让丈夫或家人陪同分娩,或由经过专门训练的分娩陪护陪同,给予妊娠期妇女最大程度的鼓励,均可以让妊娠期妇女增加自然分娩的信心。

经皮电神经刺激(TENS)是一种用于减轻分娩时子宫收缩痛的无创镇痛方法。作用机制是由无害的电刺激不断作用于较大的传入神经纤维($A\alpha$ 和 $A\beta$),使疼痛传入通道关闭,同时低频高强度刺激可激活体内内啡肽的产生,从而起到镇痛作用。使用时将两个刺激电极分别置于 $T_{10} \sim L_1$ 和 $S_{2 \sim 4}$ 水平椎旁,妊娠期妇女可以自己调节刺激强度、频率和刺激方式。

(二)局部麻醉

局部麻醉包括外阴及会阴部浸润麻醉、阴部神经阻滞、宫颈旁阻滞等,但这些方法都存在镇痛效果不确切等缺点,患者满意度不高。

(三)椎管内镇痛

1.椎管内镇痛的时机和分娩结局

患者在分娩早期(即宫口<5 cm)可以选择椎管内镇痛,不应根据宫口是否扩张到某一标准而拒绝使用椎管内镇痛,镇痛应做到个体化。使用椎管内镇痛不增加剖宫产率。

2.骶管阻滞

主要用于第二产程以消除会阴痛,但对第一产程宫缩痛无效,用药量大,易使盆底肌肉松弛。

3.硬膜外镇痛

硬膜外分娩镇痛是最常用的分娩镇痛方法,其对母婴影响小,镇痛效果良好,在临床上应用很广。硬膜外分娩镇痛常用的局麻药物为罗哌卡因和布比卡因,阿片类药常为芬太尼。常用的药物浓度为 $0.075\% \sim 0.125\%$ 罗哌卡因(布比卡因)$+1 \sim 2$ μg/mL 芬太尼。常用的硬膜外分娩镇痛方法有连续硬膜外镇痛(CIEA)和妊娠期妇女自控硬膜外镇痛(PCEA),其中 PCEA 是目前最为常用的硬膜外镇痛方法。具体方法为:穿刺点选择 $L_{3 \sim 4}$ 或 $L_{2 \sim 3}$,穿刺成功后给 1% 利多卡因 $3 \sim 5$ mL 作为试验量,观察 5 分钟无异常接电脑泵,首剂设为 $8 \sim 10$ mL,每小时量设定量 $6 \sim 8$ mL,PCA 量设定为 $3 \sim 5$ mL,锁定时间为 $10 \sim 15$ 分钟。PCA 可由妊娠期妇女或助产士给药,胎儿娩出后可给与 2% 利多卡因以消除会阴缝合的疼痛。其优点为镇痛效果满意,运动神经影响轻,而且减轻了麻醉医师的工作量,又可个体化用药。其缺点为镇痛作用起效较慢。

4.腰麻-硬膜外联合镇痛(CSE)

具体方法为:硬膜外穿刺成功后,用特制细针芯刺穿硬膜,见有脑脊液流出,推入小剂量麻药($15\sim20~\mu g$芬太尼或$1~\mu g$舒芬太尼$+1.5\sim2.5~mg$罗哌卡因或布比卡因),然后从硬膜外置管保留,至妊娠期妇女自感疼痛时再从硬膜外给低浓度麻药($0.075\%\sim0.125\%$罗哌卡因$+1\sim2~\mu g/mL$芬太尼)。用CSE行分娩镇痛结合了腰麻和硬膜外的优点,先从蛛网膜下腔少量给药以快速起效,需要时再从硬膜外持续给药,可任意延长镇痛时间。该方法镇痛效果迅速、确切,对运动神经影响小,由于蛛网膜下腔给药量极少($1.5\sim2.5~mg$罗哌卡因或布比卡因),因此对呼吸循环的影响小。其缺点为有一定的不良反应,如芬太尼注入蛛网膜下腔可导致一定程度的瘙痒,存在一定的感染风险,其头痛发生率是否增高还存在争论,有研究认为由于穿刺器械的改进,头痛以及感染的发生率极低,和硬膜外相比并没有明显差别。

近十几年来,国外CSE技术已常规应用于分娩镇痛,还没有发现由CSE引起的严重的并发症。

5.可行走式分娩镇痛(AEA)

可行走式分娩镇痛是根据妊娠期妇女的运动能力来定义的。它是指在给妊娠期妇女提供满意的镇痛效果的同时充分保留妊娠期妇女的运动能力,在分娩的第一产程,妊娠期妇女可自如的行走,并可适量进食,充分休息,对妊娠期妇女非常方便。AEA对运动神经的影响轻微,最大限度地保留了辅助肌肉在分娩中的作用,减轻硬膜外阻滞对分娩的影响。而且妊娠期妇女在行走时,胎儿的重力作用可能会加速分娩,曾有研究报道可行走式分娩镇痛可以缩短产程。因此目前应用越来越广泛,AEA包括两种方法,原理基本相似。①患者自控硬膜外镇痛:是目前最为流行的方法,一般采用$0.075\%\sim0.1\%$罗哌卡因$+(1\sim2)\mu g/mL$芬太尼,镇痛效果确切,对母亲胎儿影响小。②腰麻-硬膜外联合阻滞(CSE):方法已如上述。其特点为蛛网膜下腔局麻药药量极少($1.5\sim2~mg$罗哌卡因或布比卡因),芬太尼药量$15\sim20~\mu g$,硬膜外用量同上。

局麻药和镇痛药会引起妊娠期妇女低血压及头晕,产妇镇痛后须活动者,必须注意:①镇痛后至少卧床30分钟,期间必须监测FHR和BP;②活动前必须征得产房护士、产科医师和麻醉医师的同意,此时胎心要正常;③麻醉医师需排除运动阻滞的存在,才能允许产妇行走活动,运动阻滞的评价包括患者在仰卧位时抬腿,站立及深度屈膝;④患者只能在病房内活动,BP和FHR测定前患者活动应少于15分钟;⑤活动产妇的一侧须有人陪伴扶持,另一侧有一静脉输液杆可扶持,无陪同情况下患者禁止活动;⑥如患者不愿活动,而只想离床,可帮助患者坐在床边的轮椅上。

(四)静脉给药分娩镇痛

1.间断给药法

间断给药法是指根据患者的需要,每隔一段较长的时间(60～90分钟)将大剂量阿片类镇痛药从静脉给予,这种方法容易使母体、胎儿血药浓度急剧升高,造成呼吸抑制等不良反应的发生。

2.静脉自控镇痛(PCIA)

静脉自控镇痛(PCIA)的基本方法和硬膜外自控镇痛(PCEA)相似,先给一定量首剂,再静脉持续给予维持量,同时设置患者自控给予的单次量和锁定时间,这些都由电脑泵控制。可根据患者的需要自己给药,提高了镇痛的满意率,同时使母体和胎儿的血药浓度平稳,并减少了药物的需要量,采用PCA给药也体现了个体化给药的原则。PCIA所用的药物仍以阿片类为主,一般为哌替啶或者芬太尼,新出现的药物雷米芬太尼,由于代谢快,蓄积量少,对胎儿的影响可能较小,其应用正在受到重视。

尽管静脉镇痛分娩的方法有了较大的改进,但所用的传统的阿片类药仍存在较大不足:一是镇痛不完善,一般只有2/3左右的妊娠期妇女表示满意;二是阿片类药量偏大,对母婴的影响较大,无论是哌替啶还是芬太尼都可能引起胎儿呼吸的抑制、Apgar、NACS评分的改变,增加纳洛酮的使用率。有研究显示新药雷米芬太尼用于PCIA有较为满意的镇痛效果,同时对胎儿无明显的不良反应。但也有研究者对此持谨慎态度。但对于妊娠期妇女有硬膜外阻滞禁忌证时,PCIA也有应用的价值。

(五)吸入麻醉镇痛

欧洲应用较普遍,以氧化亚氮(N_2O)为主,单独应用或与区域阻滞或局部阻滞合用,以达到良好的镇痛效果,此方法适用于有一定程度的疼痛而又拒绝椎管内镇痛的妊娠期妇女。由妊娠期妇女在宫缩痛时自己吸入,由于氧化亚氮的半衰期较短,吸入后很快随呼吸排出,混合气体氧浓度较高,能明显改善胎儿氧合,故有的国家较为推崇。N_2O的镇痛作用并非即刻出现,最大镇痛作用出现在吸入后45～60秒。产妇应在宫缩开始时吸入,宫缩高峰过后停止吸入,由于作用持续时间短,药效在两次宫缩间期便可消除。据统计,如果N_2O使用得当,约有50%的产妇可取得满意的镇痛效果,17%者疼痛轻微缓解,1/3无效。

1.优点

(1)满意的镇痛效果及遗忘作用。

(2)低浓度下妊娠期妇女清醒,可保持喉反射及咳嗽反射。

(3)低浓度下无毒性,对胎儿无影响。

(4)N_2O 与 Hb 不结合,对心肺功能无影响,显效快,停止吸入后数分钟作用消失,不影响宫缩,疼痛减轻后有利于妊娠期妇女向下用力屏气。

(5)吸入镇痛联合阴部神经阻滞可满足产钳助产时的镇痛需要。

(6)高浓度氧可提高母体的 PaO_2。

2.缺点

(1)有些妊娠期妇女镇痛效果欠佳。

(2)过量吸入后可使气道保护性反射消失,增加反流、误吸的危险。

(3)妊娠期妇女可能产生遗忘作用。

(4)需要特殊的吸入装置。

(5)造成室内空气污染。

八、分娩镇痛对母婴安全性的影响

分娩镇痛在近十几年来经过不断改进和更新,已在很多国家在临床上大规模推广应用。实践证明,只要规范操作,严格管理,其对妊娠期妇女便是一种安全可靠的镇痛方法。

大量研究证明,硬膜外分娩镇痛对胎儿或新生儿而是比较安全的,对胎儿没有明显的不利影响。常用的监测及评价胎儿或新生儿的方法有:胎心、脐动静脉血气分析、子宫胎盘血流速率检测、Apgar、NACS 评分等指标,还没有发现硬膜外分娩镇痛对上述指标造成严重影响。局麻药(罗哌卡因、布比卡因)都有微量通过胎盘进入胎儿体内,但对小儿没有明显不利影响;而阿片类药一般都可迅速通过胎盘,大剂量反复应用时对胎儿有一定的抑制作用。从目前来看,芬太尼等是目前最为安全的阿片类药,在常用的剂量下,对小儿没有影响,分娩镇痛常用的芬太尼浓度一般仅为 $1\sim2~\mu g/mL$,对胎儿没有明显的不利影响。

九、分娩镇痛对分娩的影响

(一)对分娩内在机制的影响

分娩的发生、发展及完成由胎盘-胎儿分泌的一系列激素和细胞因子所决定,如前列腺素(特别是 PGE_2)、皮质醇、雌/孕激素、催产素以及细胞因子等,各种激素和细胞因子的分泌在妊娠末期即明显增加,使子宫产生强烈的有规律的收缩,导致了分娩的发生。"胎盘-胎儿"是一个相对独立的系统,决定着分娩的发生、发展及完成。研究证明,分娩镇痛没有影响"胎盘-胎儿"这一相对独立的系统中各种激素的分泌。因此,分娩镇痛没有影响分娩的内在机制。

(二)对产程以及分娩方式的影响

分娩镇痛(主要以硬膜外镇痛为例)可能从以下几个方面对产程和分娩方式造成影响。

(1)影响子宫收缩,分娩时子宫的收缩主要由胎盘各种组织分泌的各种子宫收缩激素决定,另外,交感神经也参与调节子宫的收缩。研究证明,硬膜外镇痛没有影响子宫收缩激素的分泌,但由于阻滞交感神经而造成子宫收缩一过性减弱。

(2)腹肌和膈肌等辅助肌肉收缩力减弱,减弱程度和局麻药浓度相关。

(3)使肛提肌和盆底肌肉的收缩减弱,使胎头俯屈和内旋转受到妨碍。

(4)分娩时产妇主动用力的愿望减弱。

(三)相应的对策

分娩镇痛对产程的影响是可以预防的,具体的措施包括:

1.积极的使用催产素

催产素是一种强烈的子宫收缩剂,早已在临床上常规使用。硬膜外分娩镇痛虽然可造成子宫收缩的一过性减弱,但完全可以用催产素来代偿。

2.降低局麻药的浓度

复合一定量的阿片类药物如芬太尼,可使局麻药物浓度大幅度降低,目前所用的局麻药浓度一般为 $0.075\%\sim0.1\%$ 罗哌卡因或布比卡因,镇痛效果满意,患者可以自如行走,对运动神经影响轻微,对患者各种辅助肌肉几乎没有影响。

3.积极的产程管理

管理措施包括:积极的宫颈检查,早期破膜,催产素的使用以及对难产严格的诊断标准。通过积极的产程管理可明显降低分娩镇痛对产程的影响。研究证明,通过这些方法的采用,硬膜外镇痛对分娩的影响是可以消除的,实验组和对照组的产程和分娩方式无明显差别。

第十章

儿童的麻醉

第一节　小儿全身的麻醉

一、全身麻醉药

(一)吸入麻醉药

1.氧化亚氮(N_2O)

(1)N_2O常用于儿科麻醉,有镇痛和遗忘作用。

(2)N_2O是无味、难溶的气体(PC＝0.47),高浓度时可增加挥发性麻醉药物的肺泡摄取,加速麻醉诱导。N_2O的镇痛作用可用于辅助麻醉维持。

(3)对通气的影响与同等浓度的氟烷相当,N_2O轻度抑制婴儿的心排血量和收缩压,对肺动脉压或肺血管阻力影响较小,可用于合并有肺血管疾病的患者。

(4)N_2O可迅速分布于体内含气空腔,因此N_2O禁用于肺囊肿、气胸、大脑叶硬化症、坏死性小肠炎和肠梗阻等手术。N_2O也可分布于中耳,可使中耳整复术后植入体移位。

(5)N_2O常用于:①清醒小儿开放静脉时镇痛;②诱导时在吸入强效吸入麻醉药前使用;③复合强效吸入麻醉药,如七氟烷、氟烷等进行麻醉诱导。

(6)使用N_2O诱导时的危险是吸入N_2O前没有预先吸氧而快速高浓度吸入N_2O导致呼吸抑制或暂停、气道梗阻等。

2.氟烷

(1)氟烷是近乎理想的用于小儿麻醉的药物,在七氟烷临床应用后其应用减少。

(2)氟烷的血/气分配系数较大(为2.3),与其他麻醉药物相比其洗脱较慢。

儿童氟烷的最低肺泡有效浓度(MAC)>1%(成人仅0.8%)。

(3)在氟烷麻醉期间,麻醉深度容易控制,氟烷可提供平稳的诱导。可呈剂量依赖性抑制自主呼吸,呼吸频率增加,潮气量和分钟通气量可显著降低,导致呼气末二氧化碳增加。手术刺激后通气可恢复正常。在氟烷浅麻醉时可致严重喉痉挛,尤其在拔除气管插管时。但氟烷却是一强大的支气管扩张剂,可安全用于合并哮喘的小儿。

(4)氟烷可抑制心肌收缩性,尤其对新生儿和婴儿。引起心动过缓而致心排血量减少。阿托品可有效预防,但却不能逆转氟烷引起的心肌收缩减弱。在婴儿和儿童吸入高浓度的氟烷可引起严重的低血压。在心力衰竭患儿,氟烷的心肌抑制作用尤其显著。氟烷麻醉时也可引起心律失常,常见室性期前收缩。

(5)与其他强效吸入麻醉药相似,氟烷亦可增加脑血流量,增高颅内压。在低浓度时作用较弱;如果同时过度通气,则颅内压增加不明显。

3.异氟烷

(1)血/气分配系数低,利于从肺泡洗脱。异氟烷是比较稳定的化合物,在体内代谢率低于0.2%。几乎完全以原形从肺排出,麻醉恢复比较完全。

(2)尽管其溶解度较低,异氟烷由于刺激性气味可诱发气道反应(咳嗽、喉痉挛、呼吸暂停、血氧饱和度降低),并不适用于小儿麻醉诱导。在进行静脉诱导后,缓慢增加异氟烷浓度可用于麻醉维持。

(3)异氟烷使小儿血压降低程度与氟烷相似,但异氟烷对心率影响较小,对心排血量的影响较氟烷轻。异氟烷麻醉时可扩张血管,从而降低血压,因此异氟烷可用于控制性降压。

4.地氟烷

(1)地氟烷是一种氟化烷,沸点为23 ℃,血/气分配系数极低(为0.42),是一个非常稳定的化合物,体内代谢低于0.02%。

(2)地氟烷对心血管系统的影响与其他烷类吸入麻醉药相似。在成人单独使用地氟烷时,突然增加吸入浓度可导致较强的交感神经中枢兴奋,引起突然的血压升高、心率增快,在儿童未见类似的报道。

(3)地氟烷对呼吸道的刺激性较强,常见呼吸暂停和喉痉挛,不适合用于儿童的麻醉诱导,而适合于氟烷或七氟烷或静脉麻醉诱导后的麻醉维持。地氟烷麻醉后苏醒非常迅速,但可引起谵妄,尤其在并发疼痛时。由于其沸点低,需要特殊的蒸发器,且需要吸入高浓度来维持麻醉。如使用新鲜气流量,费用比较昂贵。

5.七氟烷

(1)七氟烷是氟化醚衍生物,血/气分配系数低(为 0.63),对气道无刺激性。七氟烷是第一个可用于小儿且不刺激气道的酯类吸入麻醉药;是理想的麻醉诱导药物,合用高浓度 N_2O 时可加速诱导。6 岁以上儿童吸入 8%七氟烷采用单次吸气法可进行平稳且迅速的诱导。对呼吸和循环系统的其他作用均与异氟烷相似。

(2)七氟烷约 5%在体内代谢为无机氟,停止吸入后 2 小时内达最高水平,然而所达到的血药浓度低于引起肾毒性的阈值,其浓度在儿童下降迅速。七氟烷也可被钠石灰或钡石灰分解成 5 种化合物,化合物 A(有强大的肾毒性)最为多见。然后,从灵长类动物实验的资料显示,在密闭环路内使用高达 25 MAC 的七氟烷数小时才可能产生肾毒性的危险。

(3)七氟烷麻醉恢复平稳且迅速,在恢复期需保证良好的镇痛(如局部阻滞或阿片类镇痛药)以降低恢复期谵妄的发生。有证据显示七氟烷麻醉后,最初几个小时动作协调性的恢复比氟烷完全。

(二)静脉麻醉药

1.硫喷妥钠

(1)硫喷妥钠仍然是用于婴儿和各年龄段小儿最常用的静脉诱导药,麻醉起效迅速且平稳,但常伴有短暂的呼吸暂停,对健康小儿心血管影响较小。

(2)新生儿对巴比妥类药尤其敏感,与新生儿蛋白结合率低有关,而较大的婴儿需要较高的麻醉诱导剂量。禁忌证与成人相似。

(3)当存在气道问题时应慎用,患有卟啉病的儿童禁用。与成人相似,硫喷妥钠慎用于低血容量和低心储备量的患儿。硫喷妥钠可降低眼内压和颅内压,因此尤其适用于神经外科和眼科手术。

2.丙泊酚

(1)丙泊酚是短效的镇静催眠药,苏醒迅速完全,已经取代硫喷妥钠作为门诊手术的静脉麻醉药物。现有两种制剂,一种含依地酸,另一种含偏亚硫酸氢钠。后者可能诱发合并哮喘的儿童支气管痉挛,变态反应在两种制剂均有发生。

(2)诱导剂量为 2.5~5 mg/kg;婴儿和未用麻醉前用药的患儿需要较大剂量。诱导剂量的丙泊酚对呼吸和心血管影响与硫喷妥钠相似,可能发生短暂的呼吸暂停和血压轻度下降。

(3)丙泊酚抑制气道反射,有利于一些气道操作的进行(如喉罩插入),并在恢复期保持良好的气道状态。使用丙泊酚加肌松药气管插管时的高血压反应少于硫喷妥钠。诱导期有不自主运动,尤其是在使用低剂量时。

（4）丙泊酚注射痛明显，可选择粗大的肘前静脉注射，在丙泊酚乳剂内加入1％利多卡因可有效减轻注射部位疼痛。

（5）对于短小手术，单次静脉注射异丙酚亦方便有效，异丙酚最有利的应用在手术室以外的麻醉——如 MRI、放疗或有创操作时、烧伤换药或内镜检查，异丙酚有强大的止吐作用，术后恶心呕吐发生较少。

（6）异丙酚可用于重症监护室镇静，然而，有报道儿童长时间输注后导致心肌损害和神经功能不全，尤其是败血症儿童。

3.咪达唑仑

（1）咪达唑仑是水溶性的苯二氮䓬类化合物，用于小儿麻醉前用药、内镜检查时镇静和全身麻醉，可维持通气和循环稳定。

（2）与地西泮相比起效快（口服 15～30 分钟、滴鼻或舌下 5～10 分钟）、作用短（高峰 30 分钟、维持 1～2 小时），口服 0.5～0.75 mg/kg、灌肠 0.5 mg/kg、滴鼻 0.2～0.3 mg/kg 均能明显改善患儿诱导期的合作程度和降低与家长分离时哭闹的发生率，如已静脉开放则静脉注射 0.05～0.1 mg/kg 即可。

（3）也可为儿童重症监护提供满意的镇静，使用负荷量 0.2 mg/kg 后，给予 2 μg/(kg·min)维持输注。

4.氯胺酮

（1）氯胺酮在小儿麻醉中应用比较广泛，但自异丙酚用于临床后使其应用减少。

（2）氯胺酮对中枢神经系统的作用与其他常用麻醉药不同，可产生强大的镇痛作用，意识消失，木僵状态和遗忘，增加脑血流量、颅内压（ICP）和脑代谢率。

（3）氯胺酮对气道通常维持的较好，但也容易导致气道梗阻或喉痉挛。诱导后可能发生短暂的呼吸抑制甚至呼吸暂停，因保护性咽喉反射被抑制，胃内容物容易反流导致误吸。

（4）尽管其对离体心脏产生直接抑制作用，却可增加心率和平均动脉压，在健康机体，心排血量增加而外周血管阻力变化很小。

（5）氯胺酮对胃肠功能影响很小，但可引起恶心呕吐，未见肝肾功能损害的报道。

（6）最大的缺点是苏醒期并发症，如幻觉、噩梦和精神异常，这些现象可被麻醉前给以适当的苯二氮䓬类药物和为患儿提供安静的苏醒环境而明显减少。其增加脑血流量和 ICP 作用已经使大多数医疗中心在相关的神经系统的手术和放射检查中放弃使用氯胺酮。氯胺酮对治疗内脏痛无效，因此不能用于腹部手术。

（7）氯胺酮常用于小儿烧伤植皮手术、右向左分流型先天性心脏病、大疱性表皮松解症、严重休克患者的诱导等,也常用于体表小手术。

二、麻醉诱导

诱导要求:①尽可能使患儿顺从地与家长分开;②尽可能使患儿诱导期合作;③非常平稳的诱导过程;④建立和维持稳定的呼吸、循环状态;⑤意识消失、无痛、肌松。

(一)诱导前准备和计划

诱导前应根据患儿的年龄、体重、是否急诊、是否住院以及外科状况等,决定是否行气管插管、推迟麻醉、术后镇痛、机械通气以及术后是否进重症监护室等。

1.手术室准备

(1)麻醉机、呼吸机并根据患儿大小调节好各种参数。

(2)合适的面罩、口咽通气道、喉镜、气管导管。

(3)准备各种麻醉所需的药物、急救复苏药物(包括肾上腺素、钙剂、碳酸氢钠等)以及琥珀胆碱和阿托品等。

(4)准备各种保温措施。

(5)准备静脉穿刺针、输液装置。

(6)最好有一个助手帮助静脉穿刺和气道处理,某些特殊情况时(如气道外科或极度衰竭的患儿)需外科医师在场。

2.心理准备

手术前对大多数患儿和家长来说是非常紧张,诱导期有家长相伴是减轻患儿焦虑的方法之一。为防止小儿术后心理影响和行为异常,诱导时家长相伴不失为实用而有效的方法。可采取以下措施。

(1)同家长和患儿建立和谐的信任关系。

(2)让患儿熟悉住院环境,介绍麻醉诱导计划等以消除因陌生所致的恐惧。

(3)年龄>4岁的患儿或焦虑程度低的家长在诱导期相伴是有好处的,而对那些相当紧张的家长在诱导期相伴可能适得其反。

(4)术前已进行良好镇静的患儿则没必要家长相伴。

(二)麻醉诱导技术和策略

小儿麻醉前经胃肠道、肌肉或静脉途径使用镇静麻醉药均可视为是麻醉诱导的开始,因为常不能划清术前用药和麻醉诱导的界线。

对合作或术前镇静的患儿可先给予氧饱和度监测,一旦意识消失则需进行标准常规监测;诱导方法的选择决定于个人的技术、经验、患者的情况和外科的要求等;由于患儿心理、情感多变,对设定的计划要有随时做出改变的准备。

1.面罩吸入麻醉

诱导面罩吸入麻醉在小儿麻醉中相当常用,大多数患儿对手术和麻醉存在畏惧心理,如何使患儿愿意接受面罩,对不同年龄段的小儿应采用不同的策略。

(1)婴儿可采用转移注意力的方法,如唱歌、引诱注意墙壁或天花板的物体或图画、鼓励其吹气球等均可较容易使其接受面罩。

(2)对小儿来说,只要把面罩吸入诱导的过程作为一种游戏来对待,其实也比较容易接受,如让患儿带上"太空面罩"进行吹麻醉气囊、引诱其吹生日蜡烛而加深呼吸等。

(3)选择大小适合的面罩,面罩吸入时不能对患儿面部施加压力。

(4)合作小儿在平卧状态下吸入氧气+氧化亚氮+七氟烷/氟烷,吸入麻醉药浓度可逐渐增大。

(5)较紧张或不合作患儿可坐位或抱着进行面罩吸入,开始即吸入高流量高浓度的麻醉药(5%~8%七氟烷或5%氟烷),即"单次吹气法",一旦意识消失即平卧并行常规监测和完成整个诱导过程。

(6)吸入麻醉诱导过程应仔细观察生命体征、呼吸、心音的变化,避免麻醉药过量,尤其在面罩正压通气过程中。

(7)随麻醉加深渐出现气道梗阻,大多为舌根下坠所致,简单有效的处理措施就是托下颌和(或)置入口咽通气道。

2.静脉麻醉诱导

(1)静脉麻醉诱导主要用于能合作行静脉穿刺的小儿或已具备静脉通路的小儿。最常用的药物是丙泊酚,具有作用消失快、清醒彻底、认知恢复良好以及恶心呕吐少等优点,其小儿诱导剂量为 2~5 mg/kg,可先预注利多卡因 0.5~1 mg/kg,以减轻静脉注射痛。

(2)咪达唑仑抑制呼吸和循环较轻,遗忘作用好,常用于诱导辅助药,尤适用于氯胺酮诱导,但应注意用量,防止术后清醒延迟。

(3)氯胺酮具有良好的镇痛,保持较满意的呼吸和气道反应等特点故常用于小儿麻醉,尤其婴幼儿,为了避免氯胺酮产生的分泌物增多,可在诱导前给予阿托品等药物,防止其交感神经兴奋和精神不良症状,应合用咪达唑仑等苯二氮䓬类药物,尤其是应用于小儿。

3.肌内注射诱导

对不合作的患儿,常选用氯胺酮或复合咪达唑仑肌内注射进行诱导。单用氯胺酮剂量 4～5 mg/kg,需合用阿托品 0.02 mg/kg 以减少呼吸道分泌物;复合咪达唑仑 0.1～0.2 mg/kg 时氯胺酮可降至 1～2 mg/kg,可明显减轻氯胺酮的不良反应,缩短作用时间,清醒时间大为提前。肌内注射给药需提防呼吸抑制。

4.直肠给药麻醉诱导

氯胺酮、硫喷妥钠、美索比妥均可使用。常用剂量:氯胺酮 6～10 mg/kg,硫喷妥钠 30 mg/kg(半衰期较长),美索比妥 25～30 mg/kg。

5.气道管理

对术前准备充分、全身情况良好的小儿,其气道管理可根据外科状况(对气道的影响、手术时间、肌松要求等)、患者情况、麻醉医师的个人经验等可选择面罩、口鼻咽通气道、喉罩或气管插管等。一般对创伤轻、时间短的手术,又有较丰富的小儿气道管理经验的麻醉医师可采用面罩或喉罩,以减少呼吸道机械性创伤;反之应采用气管插管,能充分保证术中的呼吸道通畅和安全。

6.急诊、饱胃小儿的麻醉诱导

急诊、饱胃小儿在麻醉过程中发生反流、误吸而致吸入性肺炎是择期手术小儿的 10 倍,尤其是 3 岁以下的肠梗阻患儿,一般发生在置喉镜前或期间。

(1)麻醉前评估和准备:①有以下情况的应特别加以注意。禁食时间不长、肥胖、头部等外伤、神经系统疾病、全身麻醉、肠梗阻、消化功能紊乱、意识障碍、吞咽和呼吸不协调、食管以上的手术、缺乏临床经验的麻醉医师实施麻醉等。②应详细检查全身情况尤其与麻醉有相关的,如血容量状态、气道状态、静脉开放情况等,在外科情况允许基础上,尽可能纠正全身情况于最佳状态。③应积极采取措施预防误吸、低氧血症等,如延迟外科手术、促进胃排空、降低胃内酸度和容量等。

(2)麻醉诱导:①快速顺序诱导,即按既定的给药和操作程序选择快速起效的静脉麻醉药和肌松药诱导并快速插管,将面罩控制的时间缩短至最短,以尽可能减少反流误吸的机会。静脉麻醉药可选用丙泊酚、硫喷妥钠、依托咪酯或氯胺酮,肌松药首选还是琥珀酰胆碱,起效相对较快的罗库溴铵等非去极化类也可选用。②诱导前应充分给氧,尽可能自胃管抽吸胃内容物。诱导期面罩控制呼吸时,采用高呼吸频率低潮气量控制呼吸,以最大限度减少胃胀气,环状软骨施压。③也可选用吸入麻醉诱导,并可保持自主呼吸,环状软骨加压,优点是可维持气道低压,但诱导时间常较长。④年长能合作的小儿,可选用清醒气管插管,此法可使反流误吸的概率减至最低。

(3)拔除气管导管:完全清醒和有良好的气道反射是拔管的必备条件。

三、麻醉维持

(一)静脉麻醉药和(或)挥发性麻醉药复合 N_2O

(1)静脉麻醉药常选用丙泊酚,挥发性麻醉药常选用七氟烷、异氟烷或地氟烷,与氧化亚氮复合均能产生良好的麻醉状态。短时间麻醉丙泊酚和挥发性麻醉药无明显的临床区别,丙泊酚的特点是术中气道并发症少、术后苏醒相对彻底、恶心呕吐少,缺点麻醉深度欠缺,易发生体动以及注射痛明显等;挥发性麻醉药具有小儿接受性高,麻醉较易实施,可控性良好。这两类方法选择取决于外科情况、麻醉医师的擅长、药物特点、费用、工作条件等。

(2)此法最常用于小儿短小手术或操作,且不产生术后明显疼痛,如各种内镜检查、牙齿整复、放射性诊断或治疗等麻醉;另外还广泛应用于各种已具有良好术后镇痛(神经阻滞或局部浸润)的术中麻醉维持。

(3)肌松药的应用决定于气道和外科情况。

(二)平衡麻醉

(1)目前,平衡麻醉指的是复合麻醉性镇痛药、镇静遗忘药(静脉或吸入麻醉药),必要时复合肌松药,麻醉性镇痛药的常用剂量见表10-1。

表 10-1 平衡麻醉中麻醉性镇痛药的建议剂量

麻醉镇痛药	小手术($\mu g/kg$)	中等手术($\mu g/kg$)	静脉泵注 $\mu g/(kg \cdot h)$	心脏外科($\mu g/kg$)
阿芬太尼	10~30	50~100	30~100	200~500
芬太尼	1~3	5~10	3~10	50~100
吗啡	50~100	100~200	—	2 000~3 000
瑞芬太尼	—	—	0.1~0.5	—
舒芬太尼	0.2~0.3	0.5~1.0	0.3~1.0	5~10

(2)小儿平衡麻醉中麻醉性镇痛药常采用单次静脉注射或泵注,由于外科刺激不同对麻醉性镇痛药和镇静遗忘药的需求剂量变化较大,通常可参考心血管反应指标(±20%的基础值)来调整,一般对短小手术可采用单次静脉注射,长时间的可用泵注。

(三)全身麻醉复合神经阻滞

神经阻滞经常应用于小儿麻醉对术中、术后镇痛以及减少全麻药的用量有非常大的临床应用价值。神经阻滞的实施常需在镇静或全身麻醉实施后进行,全麻维持可采用吸入氧化亚氮复合低浓度挥发性麻醉药或静脉泵注丙泊酚50~

$200~\mu g/(kg \cdot min)$。

(四)全凭静脉麻醉(TIVA)

近十多年以丙泊酚为主的 TIVA 应用渐广泛,在小儿麻醉中随着对丙泊酚的小儿药动学的研究深入,其应用前景良好。

1.丙泊酚

丙泊酚诱导剂量根据呼吸状态、操作要求以及全身情况可在 $1\sim5~mg/kg$ 范围内确定,维持剂量应按临床麻醉标准(心血管状态稳定等)可在 $3\sim30~mg/(kg \cdot h)$ 范围内调节,如复合氧化亚氮、麻醉性镇痛药或肌松药等,丙泊酚剂量应做相应调整。

2.氯胺酮

常用于导管检查术、烧伤、放射性诊疗等过程中的麻醉。诱导剂量为 $1~mg/kg$,维持剂量 $3\sim5~mg/(kg \cdot h)$,能较好地保持自主呼吸,有苏醒迟和伴发精神症状缺点,目前氯胺酮常和咪达唑仑 $20~\mu g/(kg \cdot h)$ 或丙泊酚 $(10\pm4)mg/(kg \cdot h)$ 复合,如复合丙泊酚则苏醒快。

3.麻醉性镇痛药

对于某些操作麻醉性镇痛药可单独作为麻醉药应用,如心导管检查术。阿芬太尼[$24~\mu g/kg$ 诱导→$32~\mu g/(kg \cdot h)$维持]、芬太尼[$2.5~\mu g/kg$→$1.5~\mu g/(kg \cdot h)$]麻醉能提供良好镇静和较好自主呼吸;采用瑞芬太尼[$1~\mu g/kg$→$1~\mu g/(kg \cdot h)$]或阿芬太尼[$100~\mu g/kg$→$150~\mu g/(kg \cdot h)$]复合氧化亚氮、肌松药麻醉,术后应注意呼吸变化必要给予纳洛酮拮抗。

(五)靶控输注(TCI)麻醉

1.丙泊酚 TCI 麻醉

Marsh 等发现小儿的中央分布容积和清除率分别比成人高50%和25%,认为在小儿丙泊酚 TCI 麻醉中相对成人诱导和维持剂量分别增加50%和25%。Short 等利用 Marsh 小儿模式应用于中国儿童发现低估了丙泊酚的血浆浓度,中央室分布容积比估算大25%,其偏离度(MPE)为-0.1%和精确度误差(MAPE)为21.5%。国内连庆泉等得出了国人小儿丙泊酚药物代谢动力学参数,并用 Stanpump 软件设计了一套小儿丙泊酚 TCI 系统,其 MPE 和 MAPE 分别为7%和27%。TCI 麻醉中丙泊酚初始靶控浓度(血浆)通常高达 $12\sim14~\mu g/mL$,维持此浓度其维持量为 $400\sim500~\mu g/(kg \cdot min)$,当然临床实际工作中应根据麻醉深度和外科状况等做出相应调整,并且在不同年龄小儿丙泊酚的药物代谢动力学和药物效应动力学存在差异。

2.麻醉性镇痛药 TCI 麻醉

(1)芬太尼静脉靶控输注复合 60％氧化亚氮:切皮时芬太尼靶控浓度设定在 3～7 ng/mL,如显示麻醉深度不够则调高靶浓度,反之在输注 15 分钟后调低靶浓度 0.5～1 ng/mL,如复合吸入 0.5％异氟烷则芬太尼浓度可下调 30％～40％。此模式的 MAPE 和 MPE 分别是 17.4％和－1.1％。

(2)舒芬太尼复合咪达唑仑靶控输注:此靶控输注模式常应用于小儿心内直视手术,舒芬太尼和咪达唑仑的负荷量(血浆浓度)分别设定为 0.5～3 ng/mL 和 25～100 ng/mL,此模式在体外循环中舒芬太尼和咪达唑仑的 MAPE 分别高达 49％和 44％,体外循环后 MAPE 均为 32％,所以体外循环对靶控模式的影响较大,应做出相应调整。

(3)阿芬太尼靶控输注:应用于心内直视手术麻醉可采用以下模式。初始血浆浓度为 500 ng/mL,锯胸骨时为 1 000 ng/mL,体外循环前设为 1 500 ng/mL,如有必要可再调高 250～500 ng/mL,术后镇痛和镇静设定为 500 ng/mL,此模式的 MAPE 和 MPE 分别是 18.4％和－3％。

目前 TCI 麻醉应用小儿麻醉越来越多,但须注意,不同小儿对同样刺激需要不同的静脉麻醉药浓度,麻醉中应参考 Cp50 数据,根据手术刺激强度及每个小儿的需要来调节静脉麻醉药输注(表 10-2)。

表 10-2 不同情况麻醉维持的血药浓度(μg/mL)

	大手术	小手术	镇静	苏醒
丙泊酚	4～6	2～4	1～2	1～1.5
咪达唑仑	0.1～0.2	0.05～0.2	0.04～0.1	0.05～0.15
氯胺酮	1～4	0.6～2	0.1～1	?
依托咪酯	0.5～1	0.3～0.6	0.1～0.3	0.2～0.35

(六)低流量循环式麻醉

1.预测挥发性麻醉药的浓度

实施低流量麻醉时应认识到患者吸入的麻醉药浓度和蒸发罐输送出的浓度有明显区别,否则会发生吸入浓度过低的危险。新鲜气流中麻醉药浓度与吸-呼气之间麻醉药浓度和该麻醉药的血溶解度成反比,所以在低流量麻醉中使用低溶解度的麻醉药,如七氟烷、地氟烷时较容易预测麻醉深度,如使用气体监测仪则更能精确控制吸入浓度。对中溶解度的麻醉药如安氟烷、异氟烷和氟烷等在机体的摄取过程中,需注意其被血摄取之前有一段较长时间的功能残气量(FRC)洗出过程(5～10 分钟),吸入初期的呼出/吸入浓度比(FE/FI)增高仅反映了 FRC 的洗出,机体在完成了 FRC 洗出之后才大量摄取麻醉药,据此在实施低流量之前,需有一段长时间的高流量阶段(15～20 分钟),转为低流量时应增高蒸气罐的刻度(60%～130%)。

2.低流量麻醉期间的氧浓度

低流量麻醉期间,由于使用混合气体,为了预防吸入氧浓度过低,在设定新鲜气流量时必须计算出患者的耗氧量,具体公式如下:

$$VO_2 = 10 \times Wt(kg)^{0.75}$$
$$VFO_2 = VO_2 + (VF - VO_2) \times F_iO_2$$
$$VFNO_2 = VF - VFO_2$$

(VO$_2$ 为耗氧量,VFO$_2$ 为氧流量,VF 为总新鲜气流量,F$_i$O$_2$ 设定吸入氧浓度,VFN$_2$O 为 N$_2$O 流量)。

在有些情况下需选择空气作为氧载体,如在婴幼儿不能耐受 N$_2$O 的负心肌效应和 N$_2$O 的肠扩张,其计算公式为:

$$空气流量(VFair) = (VF - VO_2) \times (1 - F_iO_2)/0.79\%$$

总之,为了更安全,当氧流量<1 L/min 时,要求持续监测 FiO$_2$ 和 SpO$_2$。

3.监测低流量麻醉

监测低流量麻醉中须建立起有效的监测,包括对吸入麻醉气体、吸入氧浓度、氧饱和度、呼气末二氧化碳等监测。

第二节　小儿部位的麻醉

一、小儿蛛网膜下腔阻滞

(一)解剖特点

(1)小儿脊髓的终止部位与成人明显不同。一般成人脊髓终止于 L$_1$;婴儿脊髓终止于 L$_3$;而在一些早产儿甚至足月婴儿,脊髓尾端较普通婴儿更低。

(2)婴幼儿的腰穿都应该选在 L$_4$～L$_5$ 或 L$_5$～S$_1$ 椎间隙进行,以避免损伤脊髓。不同年龄小儿进行蛛网膜下腔阻滞时,应注意脊髓圆锥的高度(图 10-1)。

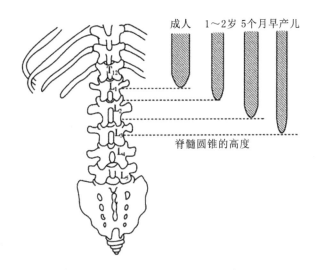

图 10-1 不同年龄小儿脊髓终止部位

(二)适应证和禁忌证

(1)适应证:早产儿和婴幼儿疝修补术或下肢手术麻醉。

(2)禁忌证:①穿刺部位感染;②出凝血疾病。

(三)操作技术

(1)准备麻醉机、气管插管等物品,建立可靠的静脉通路。

(2)穿刺体位常为侧卧位,以患侧在下为好,屈髋屈膝,颈部不屈。会阴部手术、新生儿和较小的婴幼儿,可采用坐位穿刺,但需有助手用手掌支撑患儿头部并保持气道通畅。

(3)确定 L_4～L_5 或 L_5～S_1 椎间隙穿刺点后,消毒皮肤并覆盖无菌孔巾。

(4)行局部皮内及皮下浸润麻醉,针穿刺通过黄韧带及硬脊膜可有明显的穿破手感,拔出芯针,观察是否有脑脊液流出,穿刺针斜面朝向侧方。

(5)一旦有脑脊液流出,以 0.2 mL/s 的速度注射含糖重比重丁卡因 0.4～0.6 mg/kg,加入 0.1 mL 的 1:1 000 肾上腺素,或重比重含糖 0.5% 布比卡因或 0.5% 罗哌卡因 0.3～0.5 mg/kg。1～2 分钟后出现腰麻征,维持约 2 小时。

(6)皮肤至蛛网膜下腔的距离 5～8 岁为(3.5±0.5)cm,9～12 岁为(4.2±0.5)cm。

（四）并发症及其防治

1.阻滞平面过高

（1）小儿实施蛛网膜下腔阻滞易发生阻滞平面过高，可能与药物用量相对较大以及脑脊液循环较快有关；新生儿脊柱生理弯曲尚未形成，局麻药容易随脑脊液扩散。

（2）注意事项：①用药量应准确无误；②向头侧注药时控制注药速度<0.2 mL/s；③及时调整体位，控制阻滞平面上升；④选择 5 岁以上为宜；⑤虚弱、脱水患儿应在适当纠治后才能实施蛛网膜下腔阻滞；⑥及时有效吸氧。

2.恶心、呕吐

（1）麻醉平面过高使副交感神经张力增高，胃肠道蠕动增强；低血压导致脑供血不足均是发生恶心、呕吐的原因。

（2）注意事项：①及时调整体位，控制平面上升；②避免低血压；③阿托品、咪达唑仑、氟哌利多等可预防发生或减轻症状。

3.蛛网膜下腔阻滞后头痛

（1）引起头痛的主要原因与脑脊液经刺破的硬膜孔流失有关，也与穿刺针粗细有关。

（2）穿刺针斜面与韧带纤维之间的关系对发生头痛起重要作用：①斜面与韧带纤维垂直（斜面朝向头侧或尾侧），由于较多纤维被切割，扩大了硬膜穿刺孔，增加脑脊液外流量；②斜面与韧带纤维平行（斜面朝向侧侧），硬膜穿刺孔较小，脑脊液外流量减少。

（3）蛛网膜下腔阻滞后头痛亦可由某些物质（例如滑石粉等）被带入蛛网膜下腔，促使脑脊液生成增快，颅内压升高而引起。

（4）治疗措施：①止痛药、卧床、补液，可试用0.45％氯化钠或2.5％葡萄糖液等低渗液静脉滴注；②静脉注射稀释的苯甲酸钠咖啡因 125 mg；③生理盐水10～20 mL注于硬膜外腔；④对症状严重者，可采用自体血硬膜外充垫治疗。

（5）预防措施：①严格无菌操作，防止消毒液或滑石粉进入蛛网膜下腔；②术中适量补液，避免血容量不足；③选用细针穿刺；④选用笔尖式穿刺针。

二、小儿硬膜外腔阻滞

（一）解剖特点

（1）腰部硬膜外腔阻滞较多地用于小儿，穿刺层次感分明，黄韧带弹性良好。

（2）椎管内脂肪组织较为疏松，有利于药液扩散。椎间孔相对通畅，药液也容易经椎旁间腔扩散。

(二)适应证和禁忌证

(1)适应证:①小儿下腹部手术、盆腔手术、下肢手术的麻醉;②术后镇痛。

(2)禁忌证:①穿刺部位感染;②出凝血疾病。

(三)操作技术

(1)患儿侧卧位,确定穿刺间隙,穿刺点应根据手术部位做出确定。

(2)用碘伏或苯扎溴铵(新洁尔灭)消毒皮肤,用 5 cm 长 18 号硬膜外穿刺针,缓慢进针,稍有阻力感时,连接带有生理盐水(首选)或空气的注射器,边进针边对注射器芯加压,并仔细体会层次,出现阻力消失后,回抽无血、无脑脊液。

(3)如需置入硬膜外导管则大多向头侧,深度为 2～3 cm,退出硬膜外穿刺针同时须保持住导管防止同穿刺针一起退出。

(4)腰段常用正中途径,胸段多用旁正中途径。

(5)局麻药及剂量(表 10-3):常用药物为 0.7%～1.5%利多卡因、0.1%～0.2%丁卡因、0.25%～0.5%布比卡因。一次性药物总量:利多卡因剂量为 8～10 mg/kg,丁卡因 1.2～2 mg/kg,布比卡因 1.5～2 mg/kg;用混合液时剂量要相应减少,加入肾上腺素(5 μg/mL)可明显延长药效时间;试验剂量约为总量的 1/4。

表 10-3　硬膜外腔阻滞各年龄局麻药浓度(%)

年龄	利多卡因	丁卡因	布比卡因
<3 岁	0.5	0.1	0.125
3～5 岁	0.75～1	0.15	0.2
5～10 岁	1.2	0.2	0.25
>10 岁	1.5	0.2	0.375～0.5

(四)并发症及防治

1.局麻药毒性反应

小儿所需药量相对大于成人,且硬膜外具有较丰富的静脉丛在实施过程中应予注意。

预防措施:①严格掌握用药剂量,使用最小的有效量;②穿刺及置管轻柔,避免损伤,少量出血可注入含 1∶200 000 肾上腺素的生理盐水,有多量血性液抽出,应予以放弃而改用其他麻醉方法;③麻醉前使用苯二氮䓬类或巴比妥类药能减轻局麻药的毒性反应。

2.误入蛛网膜下腔

硬膜外穿刺时，如果未及时发现穿刺针刺破硬膜，尤其当插入的塑料导管误入蛛网膜下隙而未被及时发现，就有可能发生局麻药意外注入蛛网膜下隙，导致高阻滞平面或全脊麻。小儿椎管穿刺各解剖层的手感一般比较明显，只要操作轻柔仔细，可避免该并发症的发生。一旦发生处理要点在于维护呼吸和循环功能的稳定，出现心搏骤停应按心肺复苏处理。

3.神经损伤

硬膜外隙阻滞可引起一些神经并发症，究其原因多与操作不够轻柔、导管置入方法欠妥或置入方向偏向身体侧方或反复穿刺有关。神经根损伤、脊髓损伤、蛛网膜炎、脊髓前动脉栓塞、硬膜外隙血肿等均可产生不同程度的临床症状，及时诊断、及时治疗是处理该并发症的重要原则。

三、骶管阻滞

(一)解剖特点

(1)小儿通常缺乏成人在青春期形成的脂肪垫。因此，小儿的一些体表标志(如骶骨角、尾骨角和骶骨裂孔)非常容易触摸到(图10-2)。

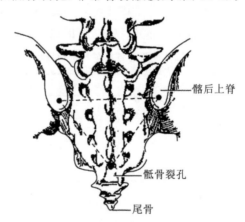

髂后上脊

骶骨裂孔

尾骨

图10-2　骶管神经阻滞平面解剖图

(2)骶骨韧带随着年龄的增长逐渐钙化，并逐渐闭合，这些情况在小儿身上尚未出现。

(3)婴幼儿骶管腔容积很小，仅1~5 mL，从骶管腔给药，药物可向胸腰部硬膜外腔扩散。

(二)适应证和禁忌证

(1)适应证：①小儿会阴部、下肢或腹股沟部位手术；②术后镇痛。

（2）禁忌证：①局部的异常情况包括穿刺部位感染和皮肤异常等；②全身的异常情况包括出血、凝血各类疾病。

（三）操作方法

（1）一般需在镇静或全身麻醉下进行操作，即使是术后镇痛，也应在手术开始之前操作完毕。

（2）患儿取侧卧（髋和膝屈曲 90°），骶管阻滞定位方法：先摸清尾骨尖，沿中线向头方向可触及一个有弹性的凹陷即为骶裂孔，在孔的两旁可触到蚕豆大的骨质隆起，为骶角（图 10-2）。

（3）用碘伏或苯扎溴铵酊消毒皮肤。

（4）确认骶骨裂孔后，用 6 号长 2.5 cm 穿刺针，注射皮丘，将针与皮肤成 30°～45°角的方向进针至骶尾韧带，当针进入骶管时感觉到轻微的突破感，即可到达骶管腔（图 10-3）。

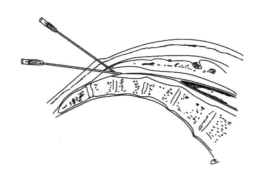

图 10-3　骶管穿刺进针方向

（5）回吸无血或脑脊液，注液或气无阻力，且无皮肤隆起，即可注入 0.5～1 mL/kg 局麻药。

（6）多数采用单次注射法。为控制平面及治疗的需要，有采取置管的方法，即用静脉套管针穿刺，当刺破骶尾韧带后，将金属针退出少许后，连同套管谨慎地推进 5～10 mm，固定后即可分次给药。

（7）药量：骶管阻滞局麻药用量多按体重计算，局麻药以 1% 利多卡因或 0.25% 布比卡因最为常用，利多卡因最大剂量为 8～10 mg/kg，布比卡因为 2.5 mg/kg。阻滞平面如欲达中胸应用 1.25 mL/kg，腰胸应用 1 mL/kg，骶腰应用 0.5 mL/kg。

（四）并发症及其防治

（1）误注药入蛛网膜下腔导致高位脊麻或全脊麻。每次注局麻药前要仔细回抽，以确认针或导管不在蛛网膜下腔。

（2）误注药入血管内则会引起局麻药中毒、心律失常或心跳停止。

（3）穿刺损伤直肠和骶骨。

四、外周神经阻滞

（一）臂丛神经阻滞

通常使用的阻滞径路（腋路法、锁骨上法、肌间沟法）均可用于小儿，腋路最常用于小儿，其优点包括穿刺简单，成功率高及并发症发病率低。采用神经刺激器可以客观地确定穿刺针尖端的位置，提高了臂丛神经阻滞的效果。合适的局麻药容量是臂丛神经阻滞成功的重要因素，该容量为 0.6～0.7 mL/kg，各年龄所需容量见表 10-4。

表 10-4　小儿臂丛神经阻滞药物容量

年龄（岁）	药量（mL）
<1	3
1～3	6～9
4～6	9～11
7～9	14～20
10～12	21～25
13～15	28～35

1.腋路臂丛神经阻滞

（1）腋路法是以穿刺针出现与腋动脉搏动相一致的摆动为达到正确部位的依据，因此适用于任何年龄的儿童。

（2）患儿取前臂外展 90°，在距胸大肌 1～2 cm 处触及腋动脉，将手指轻轻在腋动脉或鞘周围转动常能触及臂丛神经。

（3）在充分镇静或麻醉下，必须用神经定位刺激器来确定臂丛神经，神经定位刺激器正极应置于胸壁的纽扣电极上。

（4）使用 22 号 3.5 cm 长带神经定位刺激器的穿刺针，以 45°骶刺入皮肤。当针尖刺入鞘内时术者感觉到突破感。固定穿刺针，连接神经定位刺激器诱发出同侧手或前臂肌肉收缩。

（5）回吸无血，注入 1～2 mL 局麻药肌肉抽动消失，将剩余药液分次注入（图 10-4）。

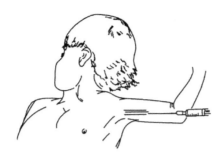

图 10-4 腋路臂丛神经阻滞

(6)用药剂量为 1% 利多卡因或 0.25% 的布比卡因 0.3 mL/kg，加 1∶200 000 肾上腺素。注药后将前臂置于身体之上保持 2 分钟，以保持鞘内压力。

(7)穿刺中如果刺破腋动脉出现回血，可以继续进针刺过动脉后壁，直至回吸无血，注射局麻药量的 1/2，退针时至腋动脉前壁再注射剩余药液的 1/2。这样可以避免反复穿刺引起腋动脉损伤。

2.肌间沟臂丛神经阻滞

(1)充分镇静或基础麻醉进行后，最好应用神经刺激定位器。

(2)患儿取仰卧位，头偏向对侧，上肢下垂。术者一手托起患儿头部，另一手尽量触及胸锁乳突肌和斜角肌，确定前、中斜角肌肌间隙，臂丛神经由此沟下半部通过。

(3)对患儿进行深度镇静或麻醉后，在颈 6 水平，用 5 cm 长的 5～6 号神经定位刺激器穿刺针，针尖斜面垂直于颈平面进针，稍偏向尾侧刺入肌间沟，当神经定位刺激器诱发出现上肢肌肉抽动时停止进针(图 10-5)。

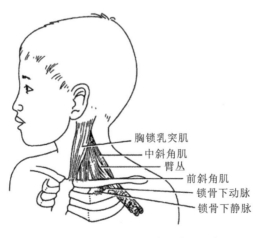

图 10-5 斜角肌间入路臂丛神经阻滞

（4）如果穿刺针尖触及臂丛上部，将诱发上臂或三角肌肌肉的抽动，即注入1～2 mL局麻药。如果抽动停止，说明穿刺针位置正确，再将剩余的局麻药注入。

（5）局麻药剂量为 0.2 mL/kg，用 0.25％布比卡因或 1％利多卡因，加入 1：200 000 肾上腺素。

3.并发症及防治

（1）臂丛的所有神经都在血管神经鞘内，易于误注药入血管，注射时反复回抽可避免注入血管。

（2）注射部位可能发生血肿，可压迫血管神经鞘，致使肢体局部缺血，因此，臂丛阻滞前了解患者凝血状态。

（3）反复穿刺可能损伤神经，应用神经刺激器可最大程度地减少神经内注射。

（4）麻醉前应给予咪达唑仑 0.5 mg/kg 口服或 0.2 mg/kg 肌内注射，可减少局麻药吸收产生的不良反应。

（5）小儿膈神经和喉返神经离穿刺点较近，此两神经意外阻滞也较多。有资料显示，所有肌间沟阻滞患者均可能存在不同程度的膈神经阻滞。婴幼儿几乎全靠膈肌来呼吸，因而膈神经阻滞可能引起呼吸衰竭，而喉返神经阻滞因声带麻痹可致呼吸道阻力增加。

（6）婴幼儿肺尖位置较高，因而产生气胸的危险性也较高，肌间沟入路的臂丛阻滞还可能发生全脊麻。

（二）髂腹下、髂腹股沟神经阻滞

1.解剖特点

髂腹下神经和髂腹股沟神经，于内上方紧靠髂前上棘，在髂前上棘内侧 2～3 cm 处穿出腹内斜肌腱膜之后行走于腹内、外斜肌之间，并在此伴行精索到达会阴部位（表 10-5）。

表 10-5　髂腹下、髂腹股沟神经支配区域

名称	组成	分布
髂腹下神经	T_{12}～L_1	运动纤维:支配下腹壁的肌肉
		感觉纤维:分布于下腹壁和腹股沟区的皮肤
额腹股沟神经	L_1	运动纤维:支配下腹壁的肌肉
		感觉纤维:分布于下腹股沟、阴茎根及阴囊或大阴唇等部位的皮肤

2.适应证

用于下腹壁、腹股沟、会阴部位的手术,如腹股沟斜疝、鞘膜积液的鞘状突高扎术、隐睾的睾丸下降固定术及腹股沟和会阴部的其他手术,以及这些手术的术后镇痛。

3.操作技术

在髂前上棘脐连线的 1/4 处(在 10~15 kg 小儿即从髂前上棘向头向中线 1~1.5 cm 处)。用 27 号短斜针头以 45°角刺入;当针尖穿过腹外、腹内斜肌时,可有两次突破感即是针尖置入正确的标志。从头端向尾端向腹股沟及中线以扇形注入容量为 0.3 mL/kg 的局麻药,拔出针头之前于皮下再给予 0.5~1 mL 的局麻药以阻滞髂腹下神经,注意勿注入腹腔(图 10-6)。

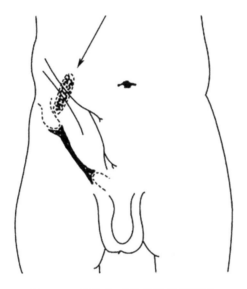

图 10-6 髂腹下、髂腹股沟神经阻滞

4.并发症及预防

并发症罕见,应小心勿注入腹腔、增量注射,及时回吸可避免注入血管内。

(三)股神经阻滞

1.解剖特点

股神经是腰丛的最大分支,在腰大肌内走行,从腰大肌和髂肌所形成的沟内穿出,然后越过腹股沟韧带,进入腹股沟区的股三角内,在腹股沟韧带上方,股神经位于腰大肌和髂肌所形成的肌间沟内,在腹股沟韧带下方,股神经位于股三角内。股血管都在股鞘里紧邻着阔筋膜的后面,在阔筋膜和髂筋膜深部,股神经在股动脉的外侧,但与股血管不在一个股鞘内(图 10-7)。

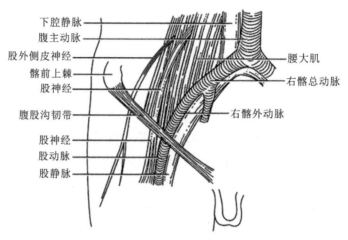

图 10-7　小儿股神经阻滞解剖示意图

2.适应证和禁忌证

(1)适应证:①适用于小儿股骨干骨折复位的转运,拍 X 线片及其他可能引起疼痛的操作;②术后镇痛。

(2)禁忌证:穿刺部位感染。

3.操作技术

(1)患儿仰卧位,在充分镇静或基础麻醉下,最好采用神经刺激定位器。

(2)用手指沿股动脉向上触及腹股沟韧带,或在腹股沟韧带中点下缘。

(3)用连接神经定位刺激器的 5～6 号、3.5～4 cm 长斜面穿刺针,向下 45°角刺入腹股沟韧带远侧的皮肤,位于动脉外侧 1 cm 处,当穿刺针进入髂筋膜时开始给予电刺激,诱发出股四头肌的抽动反应,注入 1～2 mL 局麻药,刺激性肌肉抽动消失。

(4)局麻药 0.3 mL/kg,含有 1：200 000 肾上腺素的 0.5％布比卡因或 1％利多卡因。

4.并发症及防治

穿刺误进入血管或反复穿刺损伤神经,缓慢注射不时回抽可避免血管内注药。

(四)阴茎神经阻滞

1.解剖特点

支配阴茎的神经来自阴部神经和盆神经丛,伴阴茎背动脉进入阴茎的是两条阴茎背神经,在耻骨联合处分开,支配阴茎的感觉。

2.适应证和禁忌证

(1)适应证:用于包皮环切、阴茎肿物切除、尿道扩张及尿道下裂修补手术的麻醉与术后镇痛。

(2)禁忌证:穿刺部位感染,出凝血疾病。

3.操作技术

常用阴茎阻滞技术有以下两种。

(1)环形阴茎皮下阻滞:用 27 号针头刺入阴茎根部,回抽阴性则以环形方式绕根部注入不含肾上腺素的 0.2％布比卡因 2～5 mL。针头可先于中线处刺入,再刺向各个方向,调整针尖方向呈环形注入局麻药(图 10-8A)。该法操作较简单,关键是靠近阴茎基底部的皮下应作好完整的皮下环形浸润阻滞。浸润深度主要在皮下,不能超过布克(Buck)筋膜层,以免误刺伤阴茎背动脉导致血肿。布克筋膜层下的神经,通过浅层浸润扩散即能充分麻醉。

(2)阴茎背神经阻滞:用 27 号针头于耻骨联线下阴茎根部,相当于 11 和 1 点钟的位置向尾侧以 30°角刺入(图 10-8B、C),穿透阴茎筋膜,回吸无血后,缓慢注入 1～4 mL 不含肾上腺素的局麻药,该阻滞对附近的血管神经结构损伤的可能较小。

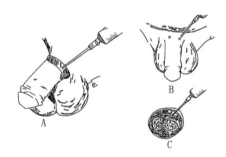

图 10-8　环形阴茎皮下阻滞和阴茎背神经阻滞

4.并发症及防治

(1)主要并发症为器官血流损害。局麻药液内绝对不能加入肾上腺素等血管收缩药,因为阴茎背动脉为终末动脉,肾上腺素引起的血管收缩可能导致阴茎坏死。

(2)注药后加压可减少血肿形成。

第十一章

特殊病例的麻醉

第一节 阻塞性睡眠呼吸暂停综合征患者的麻醉

阻塞性睡眠呼吸暂停综合征(obstructive sleep apnea syndrome,OSAS)是临床常见的疾病,患者大多存在上呼吸道狭窄及通气障碍,睡眠时反复发作呼吸暂停及低通气,产生低氧血症,从而并发肺动脉高压、心律失常、左心衰竭等严重的呼吸及循环系统异常。

一、术前评估

(1)气道困难是 OSAS 患者的突出问题,麻醉前对所有患者都应做好处理气道困难的充分准备。术前访视发现患者存在鼻腔阻塞、小颌畸形、颞颌关节强直、肥胖、颈部粗短、巨舌等因素即提示气管插管困难。对于存在鼾症的患者,均应仔细了解病史,必要时行睡眠监测评价患者严重程度。

(2)患者多肥胖,血黏滞度增高,并伴有高血压、心律失常和心肌缺血、劳损。术前应全面了解和正确估计循环与呼吸代偿能力。

(3)对于这种患者术前使用经鼻持续正压通气治疗后可改善患者全身状况,增加手术安全性。

(4)OSAS 患者手术前避免使用镇静镇痛类药物。

二、麻醉处理

(1)OSAS 患者的气道高风险性决定了其麻醉方式多采用气管内麻醉。接受悬雍垂腭咽成形术时,以经鼻插管为宜。对预计插管难度大者,应采用保留自主呼吸诱导插管,也可采用纤维支气管镜引导插管。

(2)做好急救准备,该类患者在麻醉诱导期易出现急性气道堵塞,应做好紧急通气开放术的急救准备,如口咽通气道、喉罩、环甲膜穿刺、气管切开术、经气管喷射通气(TTJY)等。

(3)麻醉诱导药物应减量,麻醉维持中应维持有效的通气量,维持循环稳定,肌肉松弛药物减量,术前术后防止喉痉挛和喉水肿。

(4)麻醉药物应该选择作用时间短的药物,以利于患者术后苏醒。静脉药物可以用丙泊酚和瑞芬太尼持续输注,吸入药可以选七氟醚。

(5)UPPP 术中,应注意口内操作时对导管的影响,及时发现导管的扭曲、折叠、滑脱等异常情况。持续监测 SpO_2 和间断性进行血气分析监测 PaO_2 十分重要。

三、术后管理

(1)OSAS 患者拔管后发生气道阻塞的可能性亦增高。若行 UPPP 术等则由于术后组织水肿,气道阻塞情况不会立即缓解,反而可能比术前更为严重。

(2)OSAS 患者术后气管导管的拔除需极为慎重,应严格掌握拔管指征。拔管时应准备好口咽通气道,并做好面罩通气准备。可使用气管交换导管拔管,一旦需要可立即重新引导插管。无法拔管者可带管行一段时间的机械通气或考虑做气管切开。

(3)拔管指征为:①患者完全清醒;②肌松药和阿片类药残余作用已完全消失;③吸入 40% 氧时,$SaO_2 > 96\%$,$PO_2 > 10.67$ kPa(80 mmHg),$PCO_2 < 6.67$ kPa(50 mmHg);④潮气量 > 5 mL/kg;⑤循环功能稳定。而拔管后仍应继续面罩吸氧,并严密监测 SaO_2。

(4)在恢复室期间需要特别护理,将患者术前使用的 CPAP 治疗仪携带至恢复室,以便于在拔除气管导管后继续使用。

(5)苏醒期间要平稳,无恶心呕吐或躁动。注意有无创面出血。防止术后呼吸道梗阻(出血、分泌物、水肿、残存药物影响)。应备有插管的器械、人工呼吸设备、负压吸引装置、气管切开包,以备急用。

(6)对肥胖性低通气综合征的患者术后第一天应给予预防性机械辅助通气,以防止术后低氧血症。

(7)术后镇痛对 OSAS 患者实施 PCA 应在严密监护和管理下进行,以防意外。PCA 镇痛方案应该根据患者术前呼吸道阻塞程度、患者麻醉中对麻醉药耐受程度、术后恢复状况和具体手术方式等进行个体化设计。镇痛药物应尽量选择对呼吸没有影响或影响小的药物,如曲马朵、NSAIDs。如果用阿片药镇痛,必要时仅仅给予自控剂量,还要限制镇痛药物总量。

第二节　经尿道前列腺电切术的麻醉

经尿道前列腺电切术（TURP），是指用高频电刀经尿道将肥大的前列腺或前列腺肿瘤切除的一种手术。具有侵袭性小、出血少及恢复快的优点。现在已逐步取代经腹切除的传统术式。为了暴露手术野必须用不含电解质的透明液体作膀胱灌注并持续冲洗。

一、并发症

（1）灌注液的血管内吸收。吸收入血的液体总量取决于灌注液的静水压、创面静脉窦吸收灌注液的时间长短（通常每分钟可以吸收 10～30 mL 灌注液）、电切过程中静脉窦开放的数量和面积。液体易经手术创面及切断的前列腺静脉或静脉窦进入血液循环而致血容量急剧增加，导致血管内负荷加大、血浆低渗、低钠血症、高糖血症、高氨血症和溶血等，这就是所谓 TURP 反应或 TURP 综合征。

（2）截石位引起的血液回流。尿液无感染的患者的菌血症发生率约为10%，而尿液感染的患者的菌血症发生率约为50%。

（3）失血。与前列腺组织血供是否丰富、手术技巧、前列腺被切除的程度和手术时间长短有关。电切过程中失血量是 2～4 mL/min。

（4）短暂失明。与甘氨酸吸收入血及它的代谢副产物氨水有关，后者是视网膜的抑制性传到介质。

（5）中枢神经系统出现毒性。因甘氨酸生物转化氧化成氨水所导致。

（6）中枢神经系统出现不安、易激惹、混淆、头痛、癫痫、短暂失明和昏迷等症状。这些都归结于低钠血症和血浆低渗透压。

二、术中麻醉管理

可以采用椎管内麻醉或者全身麻醉。腰麻平面不宜超过 T_{10}，硬膜外用药容量宜小，以免造成较大的血流动力学波动。关键在于密切监测患者，及早发现灌注液过多吸收入血的症状和体征。

三、经尿道前列腺电切综合征

（一）前列腺增生症

多系老年患者，心肺储备功能不全，对于急剧的容量增加往往不能代偿。发生水中毒时，患者血压、中心静脉压升高，同时出现恶心、呕吐、躁动及意识恍惚等症状,重者可出现肺及脑水肿。预防 TURS 的措施包括以下几种。

(1)最有效的预防措施之一是术者手术理念的改变,通过术式改进,从而缩短手术时间。经尿道前列腺电切综合征的目的不是将前列腺组织切尽,而是让患者有一个排尿的通道,恢复排尿,同时应尽量缩短手术时间,减少并发症,因为腔内手术的时间与手术并发症有直接的关系。作为麻醉医师,应对术者的术式有明确的了解,术前就此问题与术者做必要的交流。

(2)术中密切关注患者的任何不适主诉,观察患者的神志、呼吸、循环状况。

(3)术中密切观察术野情况,是否切破静脉窦、创面范围、暴露在冲洗液中有多长时间等都可能为早期诊断提供依据。

(4)连续监测血压、脉氧饱和度、呼吸频率等,如能监测中心静脉压则最好。

(5)有条件时应该尽可能行动态监测血浆电解质和红细胞比容。

(6)若没有条件动态监测电解质和红细胞比容,手术时间又较长,术野出血多,可预防性地静脉滴注 3% 的氯化钠溶液 $100 \sim 250$ mL,静脉注射速尿 $10 \sim 20$ mg。

(二)治疗

(1)监测血钠和动脉血气,吸氧,支持血压,尽量缩短手术时间,可以考虑有创监测。

(2)如果血钠>120 mmol/L 限制液体入量,应用利尿效果迅速有效的袢利尿剂。

(3)如果血钠<120 mmol/L 应用袢利尿剂,考虑应用高张盐水(如$3\% \sim 5\%$盐水),输注速率不超过 100 mL/h。允许血钠以 $0.5 \sim 2$ mmol/(L·h)速率上升;一旦血钠达到 $120 \sim 130$ mmol/L,即可停止应用高张盐水和袢利尿剂。

第三节　哮喘患者的麻醉

哮喘是一种常见性、发作性的肺部过敏性疾患,发病时由于细支气管平滑肌的痉挛,伴不同程度的黏膜水肿、腺体分泌亢进,产生胸闷、气急、哮喘等症状,但支气管哮喘有明显的可逆性,经治疗后可完全消失。

一、评估

(1)患者和医师常低估哮喘的严重性,尤其对于长期哮喘患者。

(2)评估运动耐力(如爬楼梯、在房间走路或脱衣时气短)和总的活动水平。

（3）检查结果常无阳性发现，患者可有胸部过度充气、呼气相延长和喘鸣。用听诊器能否听到喘鸣音与哮喘的严重性无关。

（4）单次峰流速测定对评估有帮助，但系列测试更能说明问题。要测试对支气管扩张剂的反应。

（5）肺量测定可给出更精确的评估，也很容易操作。峰流速和肺量测定结果应与基于年龄、性别和身高的预计值比较。

（6）一般只在评估严重病例，尤其是准备做大手术时才有必要做血气。

（7）严重哮喘患者（控制不好、经常住院、ICU住院史）要考虑增加药物或用糖皮质激素。一般来说，轻度哮喘患者（峰流速＞预计值80％，且症状轻微）术前很少需要特殊治疗。

（8）如果入院前发现哮喘，应向患者强调术前必须遵守治疗，如果控制不好（PEFR变异＞20％），应考虑在术前1周将吸入的糖皮质激素量加倍。如果控制得非常不好，应考虑请呼吸内科会诊，可能还要短期（1周）口服泼尼松龙（每天20～40 mg）。

二、术前评估

（1）哮喘以气道高反应性和炎症为特征，表现为阵发性呼吸困难、咳嗽和喘鸣。

（2）术前评估应该特别了解查明哮喘发作诱因、发作频率、严重程度、控制程度、药物治疗、激素应用史和接受气管内插管史。

（3）对于即将接受胸部或腹部手术的患者来说，需要分别在接受支气管扩张剂治疗前和治疗后进行肺功能试验（PFTs）。

（4）术前优化患者的治疗。如果可能，需要进行急诊手术的急性哮喘发作患者先接受短期强化治疗。

（5）支气管扩张剂应当持续用至手术当时。术前应该检测茶碱水平。支气管扩张剂按照有效性排序，依次是β激动剂、糖皮质激素吸入剂、白三烯阻滞剂、色酮、茶碱和抗胆碱能药物。

（6）对于接受激素治疗的患者，应该给予追加量（术前氢化可的松50～100 mg，术后1～3天，氢化可的松100 mg，每8小时用药1次）。

（7）呼吸道感染可使迷走反射性支气管收缩增加，严重上呼吸道感染导致的支气管反应性增加将持续3～4周，近期上呼吸道感染是围术期支气管痉挛的主要危险因素。有上呼吸道感染症状时应考虑择期手术。

三、术中管理

(1)浅全麻状态下,疼痛、情感应激或刺激均可能诱发支气管痉挛。

(2)在麻醉插管和手术开始前,麻醉诱导药物的选择远不如令患者达到足够的麻醉深度有意义。麻醉诱导和维持的目标是抑制气道反射,以避免高反应性气道对机械刺激而产生的支气管收缩。

(3)在麻醉诱导前,可以通过追加静脉诱导药物、吸入性麻醉药、静脉或气管内利多卡因 1~2 mg/kg 来减轻反射性支气管痉挛。

(4)术中气管痉挛通常表现为喘鸣、气道峰压增高、呼气容量降低或呼出二氧化碳波形呈缓慢上抬状。治疗包括加深麻醉,使用 β 激动剂的气雾剂或者定量喷雾剂。临床中,其他容易与支气管痉挛发生混淆的情况包括:气管内插管打折或分泌物造成阻塞,气囊过度充气,支气管插管,主动呼气动作(用力),肺水肿,肺栓塞,气胸。

(5)对于机械通气的患者,维持 PaO_2 和 $PaCO_2$ 在正常范围内,低频率通气(6~10 bpm),减少潮气量(<10 mL/kg),延长呼气时间。呼气期气道梗阻表现为呼气末二氧化碳延迟性增高;梗阻严重程度通常与呼气末二氧化碳上升速率成反比。

(6)拔管时机选择在气道反射恢复之前或者患者完全清醒之后。利多卡因可能有助于在苏醒期抑制气道反射。

(7)避免使用有组胺释放作用的药物(吗啡、阿曲库铵、米哇库铵)。

(8)当哮喘控制不好时,在手术允许情况下尽量不选择全身麻醉。只要患者能够舒适地平卧,腰麻、硬膜外麻醉或神经丛/神经阻滞通常都很安全。

(9)虽然喉罩比气管导管更利于降低气道反应性,但对于哮喘发作频繁或较难控制的患者,头颈部、胸部及上腹部手术仍以气管插管全麻最为安全。

第四节 重症肌无力和肌无力综合征的麻醉

重症肌无力以骨骼肌无力以及易于疲劳为特征。肌无力可能源于自身免疫性破坏或者神经肌肉接头突触后乙酰胆碱受体的失活。典型表现是休息后肌肉力量改善,但是反复用力后迅速恶化。本病可发生于任何年龄,年轻女性最为常见。常伴胸腺增生,15%有胸腺瘤。

一、Osserman 分级

(1)Ⅰ型仅眼外肌受累。

(2)Ⅱa型轻度骨骼肌无力,呼吸肌不受累。

(3)Ⅱb型较严重的骨骼肌无力,并有延髓受累表现。

(4)Ⅲ型急性起病,迅速恶化,伴有严重延髓和骨骼肌受累表现。

(5)Ⅳ型晚期,延髓和骨骼肌重度受累。

二、重症肌无力的治疗

(1)治疗包括应用抗胆碱酯酶药物、免疫抑制剂、糖皮质激素、血浆置换和胸腺切除术。

(2)抗胆碱酯酶药物(常见溴吡斯的明)抑制组织胆碱酯酶对乙酰胆碱的降解,增加神经肌肉接头的乙酰胆碱数量。

(3)胆碱能危象的特点包括肌无力加重和广泛的毒蕈碱样作用,如流涎、腹泻、瞳孔缩小和心动过缓。

(4)滕喜隆试验:用于鉴别胆碱能危象和肌无力危象。静脉应用滕喜隆剂量达 10 mg 后肌无力加重,提示胆碱能危象;反之,如果肌无力得到缓解,则提示肌无力危象。

三、需要术后呼吸支持的相关因素(经胸骨胸腺切除术后)

(1)病史超过 6 年。

(2)合并 COPD 或其他与肌无力无关的肺部疾患。

(3)溴吡斯的明用量超过 750 mg/d。

(4)术前FVC<2.9 L。

四、术前评估

(1)评估病状的持续时间及力弱的程度,长期仅有眼部症状的患者病情一般不会有显著进展。症状较重并且控制不理想的患者应该改善基本状况后再行手术,除非需行急诊手术。

(2)任何程度的球麻痹均提示术中应进行气道保护。

(3)肺功能 FVC<50%,或已伴呼吸系统疾病者术后需要机械通气。

(4)回顾用药史并判断漏服抗胆碱酯酶药物对患者影响的程度。重症患者漏服一次药物就会使病情迅速恶化。

(5)抗胆碱酯酶药物应持续使用至诱导前。虽然理论上会对神经肌肉阻滞有抑制作用,但未见报道。

(6)术前用药剂量应该减少。

(7)应准备术后机械通气设备。

五、麻醉方面的考虑

(1)即使是微创手术也需要进行机械通气,因为所有药物的呼吸抑制作用都可能会被加剧。

(2)应尽量避免应用肌松剂。对琥珀酰胆碱的反应不可预料。患者可能表现为相对的肌松抵抗、作用时效延长或非正常反应(Ⅱ相阻滞)。

(3)如果必须使用肌肉松弛药,应在神经肌肉监测指导下减小剂量(常规剂量的 10%),必须仔细调整剂量。

(4)术前症状控制好的患者可应用常规剂量的肌松拮抗剂。但由于抗胆碱酯酶药物过量可能引起胆碱能危象,因此应尽量避免使用肌松拮抗剂。使用自身降解药物如阿曲库铵较适宜。

(5)术后尽快恢复重症肌无力的治疗,如果预计术后不能及早进食,则应放置鼻饲管以便进行抗胆碱酯酶治疗。不能经胃肠给药时,应经注射途径给药。

(6)患者肌力完全恢复并且神志清醒才能拔管。最佳判断指标是能抬头超过 5 秒。球麻痹的患者在功能恢复前都需要保护气道。

(7)术后镇痛以局部麻醉为佳。

六、围术期胆碱酯酶治疗原则

(1)口服胆碱酯酶治疗应持续到手术开始前。

(2)神经肌肉阻滞应在神经刺激器监测下使用新斯的明。一般 TOF 没有收缩出现意味着不能拮抗成功。

(3)新斯的明应在神经刺激器监测下使用,初始剂量为 2.5～5 mg,必要时每 2～3 分钟追加 1 mg 直至口服溴吡斯的明的最大剂量(新斯的明:溴吡斯的明为 1:30)。譬如溴吡斯的明剂量为 120 mg,每 3～4 小时,那么新斯的明的最大剂量应为 4 mg,如需重复给药则 2～4 小时后再给。

(4)尽早恢复口服抗胆碱酯酶药。

(5)若不能口服治疗,则应按上述剂量开始胃肠道外新斯的明治疗。

七、肌无力综合征

又被称为 Eaton-Lambert 综合征,属副肿瘤综合征,以近端肌肉无力为特征,通常累及下肢。肌无力综合征通常与小细胞肺癌相关联。与重症肌无力相反,这种肌无力随反复用力而改善,并且抗胆碱酯酶药物治疗无效。肌无力综合征患者对去极化肌松剂和非去极化肌松剂均异常敏感。

第五节　嗜铬细胞瘤手术的麻醉

一、定义

儿茶酚胺分泌型肿瘤,常发生于肾上腺。亦可发生于其他部位,但通常在交感神经节内,又称副神经节瘤。大多数嗜铬细胞瘤既分泌去甲肾上腺素,又分泌肾上腺素。成功切除肿瘤1~3天后,内源性儿茶酚胺恢复至正常水平。总死亡率:0~6%。成年人大多数肿瘤为单发,但10%为双侧性,10%为恶性肿瘤转移所致。可与多发性内分泌瘤病(MEN)2A型(即甲状腺髓样癌与甲状旁腺腺瘤并存)或 MEN2B(即甲状腺髓样癌与 Marfan 综合征样表现并存)伴随发生。这两种疾病都有 ret 癌基因异常,即 10 号染色体异常。

二、临床表现

(1)主要表现高血压、阵发性头痛、心悸和大汗。

(2)其他表现包括心动过速、面潮红、焦虑、震颤、高糖血症、红细胞增多、心肌病、颅内出血、血管内容量减少和体重丢失。

(3)出乎意料的术中高血压和心动过速可能提示未诊断的嗜铬细胞瘤。

三、诊断

(1)尿中儿茶酚胺或者儿茶酚胺代谢产物水平增高,即可明确诊断。24 小时尿的 3-甲基肾上腺素分析是测定儿茶酚胺分泌过量的最可靠指标。

(2)MRI 扫描可确定肿瘤位置。

(3)选择性静脉取样。

(4)可使用间碘苯甲胍(MIBG)来确诊复发瘤、转移瘤和异位肿瘤。因为这些肿瘤浓集这种胺的前体。但是这种方法对于肾上腺内部的肿瘤定位较差。

四、术前准备和评估

(1)术前可以应用多沙唑嗪或者酚苄明,以完成对 α 肾上腺素能受体的阻滞。通常需要应用 10～14 天,才能充分阻滞 α 肾上腺素能受体。α 肾上腺素能受体被充分阻滞后,如果患者还存在心律失常或心动过速,则可以开始应用 β 受体阻滞剂。随着血管内容量扩张,可见血细胞比容的下降。

(2)术前准备:目标血压低于 21.33/12.66 kPa(160/95 mmHg)、心电图无 ST-T 改变、血管内容量恢复、每 5 分钟当中室性期前收缩少于 1 个。

(3)术前检查特别注意心血管系统检查。对于有持续性高血压、心肌缺血或心力衰竭病史的患者,应进行超声心动检查。患者可表现为儿茶酚胺性心肌病。

(4)血糖过量儿茶酚胺导致糖原分解、胰岛素抵抗,有些患者可发展为真正的糖尿病。

五、麻醉方面的考虑

(1)总体目标是避免交感神经系统功能亢进。术中关键阶段包括气管插管、探查和处理肿瘤和结扎肿瘤静脉。经腹腔镜手术,往往在腹腔镜气腹注气时,可以刺激引起血压升高。

(2)酚妥拉明、硝普钠或尼卡地平可以用于治疗术中高血压。

(3)术中监测除去常规监测外,考虑动脉置管监测有创血压,中心静脉置管监测中心静脉压。开放 2～3 条静脉通路,通常外周建立一条粗大的静脉通路,中心建立 1～2 条静脉通路。

(4)避免应用的药物包括以下几种。①引起组胺释放的药物:吗啡、箭毒、阿曲库铵。②阻断迷走神经药物和拟交感神经药物:阿托品、潘库溴铵、加拉明、琥珀酰胆碱。③心肌敏感剂:氟烷。④间接儿茶酚胺刺激剂:氟哌利多、麻黄素、三环类抗抑郁药、氯丙嗪、胰高血糖素、甲氧氯普胺。

(5)术中问题:结扎肿瘤静脉后,首要问题是低血压,原因在于低血容量、持续肾上腺素能受体阻滞和先前对高水平儿茶酚胺(突然中止)的耐受。术前将液体量调至正常,是防止肿瘤切除后低血压的基本条件。手术中,在切除肿瘤前即开始积极补液,特别是在血压相对较低的情况下补液,也有助于防止肿瘤切除后低血压。通常需要输入 2～3 升液体,晶体和胶体比例 1∶1 或者 2∶1。

(6)当患者准备离开手术室时,一般都不需要继续应用变力性药物支持,除非有并发的内科疾病。

六、术后管理

(1)如果术后出现高血压,往往提示其他潜在肿瘤的存在或者容量超负荷。

(2)患者应在 ICU 内监测 12～24 小时。

（3）监测血糖儿茶酚胺引起血糖升高；当儿茶酚胺急性缺失时，血糖可明显降低至足以引起意识丧失。残留的β阻滞作用可限制机体对低血糖的反应，术后患者常需要静脉输注葡萄糖12～24小时。

（4）如果双侧肾上腺被切除，应立即给予患者类固醇支持治疗。

（5）即使只有一侧肾上腺被切除，患者有时也会出现相对的肾上腺功能低下，需要药物支持。如果怀疑有这种情况（如突发低血压），在等待皮质醇估测结果期间给予小剂量（50 mg）氢化可的松没有坏处。

第六节　心脏患者非心脏手术的麻醉

本节内容主要侧重于围术期有发生心血管事件风险的患者接受非心脏手术时的评估。

一、麻醉前评估

（一）病史

采集病史应该尽力寻找存在严重心脏疾病的证据（表 11-1）。询问病史还应该详细了解患者的活动耐量（表 11-2）。

表 11-1　非心脏手术患者需要接受评估和治疗的心脏疾病

疾病	举例
不稳定冠脉综合征	不稳定或严重心绞痛（加拿大分级Ⅲ或Ⅳ级）*
失代偿心力衰竭（纽约心脏分级 Ⅳ 级； 心力衰竭病情恶化或新发的心力衰竭）	近期新发心肌梗死**
恶性心律失常	高度房室传导阻滞
	莫氏Ⅱ型或三度房室传导阻滞
	有症状的室性心律失常
	室上性心律失常（包括房颤**），同时心室率未得到控制**
	静息心率＞（100 bpm）
	有症状的心动过缓
	新发的室性心动过速

续表

疾病	举例
重度瓣膜疾患	重度主动脉瓣狭窄(平均跨瓣压差>5.33 kPa(40 mmHg),主动脉瓣口面积<1 cm²,或有临床症状) 有症状的二尖瓣狭窄(进行性的劳力性呼吸困难、晕厥或心力衰竭)

注:＊可以包括近期活动量异常骤减的稳定性心绞痛患者

＊＊近期新发心肌梗死指心肌梗死天数>7天,但是≤30天的患者

表 11-2　各种日常活动的体能需求(体能评估)

体能	能否完成如下活动
1MET＊	生活能否自理? 吃饭、穿衣或者自己去卫生间? 能在室内活动?
4METs	以 3.2～4.8 km/h 速度, 平地行走 1～2 个街区? 完成轻度家务劳动,如擦灰、洗碗碟? 能上一层楼或登上小山坡? 以 6.4 km/h 速度在平地行走? 短距离跑步? 完成重度家务劳动,如擦洗地板、抬起或移动重家具?
大于 10METs	参加中等度体育活动,如打高尔夫、打保龄球、双打网球、投掷棒球或足球? 参加剧烈体育活动,如游泳、单打网球、足球、篮球或滑雪?

MET＊:metabolicequivalent,代谢当量

(二)多变量指数评分对心脏发病率的术前预测

目前被广泛采用的是 Lee 等研究验证的修正心脏风险指数,随着风险因素的数量增加,危险程度也在升高。6 个独立的相关危险因素被明确列出。

(1)缺血性心脏病定义为有心肌梗死史、阳性运动平板史、硝酸甘油服用史、近期冠脉缺血诱发的胸痛史、心电图示异常 Q 波。

(2)充血性心力衰竭:心力衰竭史,肺水肿,夜间阵发性呼吸困难,外周水肿,双肺湿啰音,第三心音奔马律,或 X 线显示肺血管再分布。

(3)脑血管疾病:短暂的脑缺血发作史或脑卒中。

(4)高危手术:腹主动脉瘤或其他的血管手术,胸腹部手术,骨科手术。

（5）术前胰岛素治疗史。

（6）术前血浆肌酐水平高于 $177\ \mu mol/L$。

（三）围术期心脏评估阶梯式流程

下图是依据多种心脏风险因素而建立的非心脏手术的心脏评估和治疗规范化流程。（图 11-1）。

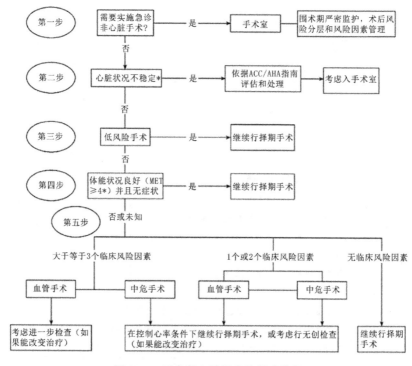

图 11-1　围术期心脏评估阶梯式流程

注：§ 临床风险因素包括缺血性心脏病、代偿或既往心力衰竭史、糖尿病、肾功能不全和脑血管疾病

（四）各型非心脏手术的心脏风险分层

见表 11-3。

表 11-3　非心脏手术的心脏风险分层

风险分层	非心脏手术
血管（心脏风险＞5％）	主动脉及其他大血管手术
	外周血管手术
中危（1％≤心脏风险≤5％）	胸腔腹腔手术

续表

风险分层	非心脏手术
	颈动脉内膜剥脱术
	头颈部手术
	骨科手术
	前列腺手术
低危（心脏风险<1%）	内镜
	浅表手术
	白内障手术
	乳腺手术
	日间手术

二、围术期治疗

术前冠状动脉旁路搭桥术（CABG）或经皮冠脉介入（PCI）的冠状动脉血管重建术。

（一）Ⅰ级（益处＞＞＞风险）

（1）对存在显著左主冠状动脉狭窄的稳定型心绞痛患者，非心脏手术前接受冠脉血管重建术是有利的。

（2）对存在3支冠脉病变的稳定型心绞痛患者，非心脏手术前接受冠脉血管重建术是有利的。

（3）对存在左前降支近端显著狭窄的2支冠脉病变、同时LVEF<0.5或无创试验证实缺血的稳定型心绞痛患者，非心脏手术前接受冠脉血管重建术是有利的。

（4）对于高危不稳型心绞痛或非ST段抬高型心肌梗死患者，非心脏手术前推荐实施冠脉血管重建术。

（5）对急性ST段抬高型心肌梗死患者，非心脏手术前推荐实施冠脉血管重建术。

（二）Ⅱa级（益处＞＞风险）

（1）对适合采用PCI缓解症状而在12个月内需接受择期非心脏手术的患者，可考虑采取血管内球囊成形术、裸金属支架置入术或者随后4~6周双重抗血小板策略。

（2）已置入药物洗脱冠脉支架的患者，若急诊手术需停止噻吩并吡啶类药物,合理的策略是尽量不中断阿司匹林的治疗,术后尽快恢复噻吩并吡啶的治疗。

(三)Ⅱb级(益处≥风险)

(1)对高危心肌缺血患者(如:多巴酚丁胺负荷超声心动图异常,出现至少5个节段的室壁运动异常),术前冠脉血管重建术的效果尚未肯定。

(2)对多巴酚丁胺负荷超声心动图异常的低危心肌缺血患者(1~4个节段的室壁运动异常),术前冠脉血管重建术的效果尚未肯定。

(四)Ⅲ级(益处<风险)

(1)对稳定型CAD患者,非心脏手术前不推荐常规实施预防性冠脉血管重建术。

(2)对裸金属冠脉支架放置后4~6周或药物洗脱冠脉支架放置后12个月内的患者,不推荐实施择期非心脏手术;噻吩并吡啶治疗或阿司匹林和噻吩并吡啶治疗会因为手术而中断。

(3)对球囊冠脉成形术后4周内的患者,不推荐实施择期非心脏手术。

三、围术期药物治疗

(一)围术期β受体阻滞剂治疗

对于患有失代偿性心力衰竭、非缺血性心肌病和严重心脏瓣膜病的非冠心病患者,用β受体阻滞剂治疗应当谨慎。

1.Ⅰ级(益处>>>风险)

(1)正在服用β受体阻滞剂治疗心绞痛、心律不齐、高血压的患者,或符合ACC/AHA指南Ⅰ级用药指征的患者,应该继续应用β受体阻滞剂。

(2)术前检查发现有局部缺血的高危心脏病患者,行血管手术时应服用β受体阻滞剂。

2.Ⅱa级(益处>>风险)

(1)术前评估确诊为冠心病,行血管手术患者,推荐应用β受体阻滞剂。

(2)血管手术术前评估发现高危心脏风险[定义为多于一个临床风险因素(临床风险因素包括缺血性心脏病、代偿或既往心力衰竭史、糖尿病、肾功能不全和脑血管疾病)]推荐应用β受体阻滞剂。

(3)术前评估确诊为冠心病或者发现高危心脏风险(定义为多于一个临床风险因素),拟行血管或中危手术的患者,推荐应用β受体阻滞剂。

3.Ⅱb级(益处≥风险)

(1)术前评估发现单一临床风险因素,拟行血管或中危手术的患者,应用β受体阻滞剂的有效性仍不确定。

(2)血管手术术前评估未发现临床风险因素,患者未服用β受体阻滞剂,应用β受体阻滞剂的有效性仍不确定。

4.Ⅲ级(益处<风险)

对于β受体阻滞剂绝对禁忌证的患者,不能应用β受体阻滞剂。

(二)围术期他汀类药物治疗

1.Ⅰ级(益处>>>风险)

对目前正在服用他汀类药物且拟行非心脏手术的患者,应该继续他汀类药物治疗。

2.Ⅱa级(益处>>风险)

对于合并或者没有临床风险因素的患者,拟行血管手术,应用他汀类药物治疗是合理的。

3.Ⅱb级(益处≥风险)

对存在一个及以上临床风险因素的患者,拟行中危手术,可以考虑他汀类药物治疗。

(三)α-2激动剂治疗

1.Ⅱb级(益处≥风险)

对于已经明确诊断冠心病或者合并一个及以上临床风险因素的患者,围术期可以考虑应用α-2激动剂控制高血压。

2.Ⅲ级(益处<风险)

对于α-2激动剂禁忌证的患者,不能应用该药物。

四、麻醉考虑和术中管理

(一)麻醉技术和麻醉药物的选择

Ⅱa级(益处>>风险):对于血流动力学平稳、存在心肌缺血风险的患者,在非心脏手术的全身麻醉维持中应用吸入性麻醉药可能有益。

(二)关于术中预防性应用硝酸甘油

Ⅱb级(益处≥风险):对于接受非心脏手术的高危患者,尤其是对于已经接受硝酸甘油治疗控制心绞痛的患者来说,术中预防性应用硝酸甘油以防止心肌缺血和心脏并发症的有效性尚不明确。预防性应用硝酸甘油必须同时考虑到整体麻醉方案和患者的血流动力学状态,也必须意识到麻醉和手术过程中,患者本身已经发生的血管扩张和低血容量状态。

(三)经食管超声(TEE)的应用

Ⅱa级(益处＞＞风险):如果发生急性、持续性、危及生命的血流动力学异常,在术中或围术期紧急应用 TEE 探明病因是合理的。

(四)维持体温

Ⅰ级(益处＞＞＞风险):除了在特定阶段需要轻度降低患者体温以便达到器官保护的目的外(如高位主动脉阻断),对于大多数操作来说,建议将体温维持在正常范围。

(五)围术期血糖浓度控制

1.Ⅱa级(益处＞＞风险)

对于糖尿病患者或者急性高血糖患者,如果存在心肌缺血的高危因素,或者接受血管和非心脏大手术并且术后计划返回 ICU 者,围术期控制血糖浓度(血糖低于 8.33 mmol/L)是合理的。

2.Ⅱb级(益处≥风险)

对于糖尿病患者或者急性高血糖患者,如果接受非心脏手术并且术后不计划返回 ICU,围术期严格地控制血糖浓度(血糖低于 8.33 mmol/L)的有效性尚不明确。

五、围术期监测

(一)肺动脉导管在术中和术后的应用

1.Ⅱb级(益处≥风险)

如果患者存在血流动力学大幅波动的风险,并且这种血流动力学波动容易被肺动脉导管发现,应用肺动脉导管可能是合理的。但是,必须同时考虑 3 方面的因素:患者病情、手术操作(如术中和术后液体转移)和临床应用经验(肺动脉导管的使用和对结果解释的经验),因为对结果不正确的解释可能会对患者有害。

2.Ⅲ级(益处＜风险)

围术期不推荐常规应用肺动脉导管,尤其是对于发生血流动力学波动的风险很低的患者。

(二)术中和术后 ST 段的监测

1. Ⅱa 级(益处>>风险)

术中和术后 ST 段监测可能对已知冠心病的患者或者接受血管手术的患者有益处。如果可能,采用计算机化 ST 段分析来发现围术期心肌缺血。

2. Ⅱb 级(益处≥风险)

对于具有单个或多个冠心病危险因素,接受非心脏手术的患者,可以考虑术中和术后 ST 段监测。

(三)围术期心肌梗死的监测

1. Ⅰ级(益处>>>风险)

术后出现 ECG 改变或者急性冠脉综合征典型胸痛的患者,建议检查肌钙蛋白。

2. Ⅱb 级(益处≥风险)

对于临床表现稳定的接受血管或中危手术的患者,术后检查肌钙蛋白的意义尚未确定。

3. Ⅲ级(益处<风险)

对于无临床症状的稳定患者,接受低危手术后,不建议检查肌钙蛋白。

第十二章

门诊和手术室外的麻醉

第一节 门诊和手术室外麻醉导论

随着现代医学诊疗项目技术的发展及外科手术技术水平的提高,一些新近发展的医疗诊疗技术可在一定程度上解决患者的一些诊疗问题。这在客观上要求麻醉医师参与一些门诊和(或)手术室外麻醉,麻醉医师的工作能为患者提供更安全、有效及舒适的医疗服务。门诊手术麻醉指在住院/门诊手术室、外科诊疗室由麻醉医师为门诊患者接受手术时实施的麻醉。手术室外麻醉主要指在住院/门诊手术室以外的场所由麻醉医师为患者接受诊断性检查和(或)治疗性操作时实施的麻醉。目前国内手术室外麻醉常参与的医疗项目包括:内镜检查及治疗(如:消化内镜、气管/支气管镜及泌尿科内镜等)、放射学检查及辅助技术(CT、MRI检查,影像引导穿刺活检,介入治疗技术)、心脏电复律和电休克治疗及儿科的诊疗操作。近几年随着麻醉技术的进步和新型麻醉药物研发成功,门诊和(或)手术室外麻醉技术也有了很大的发展,门诊和(或)手术室外麻醉在全院麻醉的比重也逐步提高并成为麻醉学的一个亚学科。

一、麻醉场所设置

开展门诊和(或)手术室外麻醉科室必须装备一定的医疗设备。根据 ASA 关于手术室外麻醉场所指南,开展门诊和(或)手术室外麻醉科室必须具有以下装备:稳定的氧供源,且有备用氧供源;可靠的吸引装置;具有废气排放系统;实施麻醉的相关设备;稳定电源且有充足的电源插座,并有备用电源;充分照明设施,有备用电池供电的照明设施;足够空间;装载除颤仪、急救药物及其他必要的心肺复苏设备的急救车;有受过专业训练的人员以便辅助麻醉医师的工作,且备有可靠的通讯设备;备有科室安全条例及设备操作规程;有安全合理的麻醉后处理。为保证患者能安全地接受麻醉,在开展门诊和(或)手术室外麻醉时还需有专业麻醉医师在场及相应的医学监护。根据 ASA 麻醉监测标准,任何形式的麻醉均需有以下监护措施:氧合监测、通气监测、循环监测和体温监测。氧合监测包括带有低氧报警功能的吸入气体氧浓度监测和有低限报警功能的血液氧合监测(包括氧饱和度及血气分析)。通气监测包括通气量与通气功能监测,并备有气体监测。循环监测包括心电图、无创血压、脉搏氧饱和度监测。接受麻醉患者进行体温监测有助于维持患者合适的体温。

二、麻醉前准备

患者在相关科室预约需要麻醉的诊疗时,必须具备常规的化验及检查。患者在进行麻醉前必须经过麻醉医师评估,经过评估后患者应得到一份麻醉科会诊结果,内容包括:患者有无麻醉禁忌证、麻醉方案、术前及术后注意事项及药物使用情况。麻醉前评估中应注意患者气道方面的评估,对于存有困难气道的患者应加以重视,因为这可能决定患者能否在手术室外接受麻醉。麻醉前麻醉医师必须与患者及其家属谈话,告知麻醉风险并签署麻醉知情同意书。

麻醉医师在麻醉前准备除了对病例情况进行评估外,还需了解此患者接受诊疗操作的过程及其对患者病生理的影响作用。由于有些门诊和医学诊疗科室所提供的各种与麻醉相关的设备、药物使用频率较低,故麻醉医师在麻醉前应较手术室内麻醉更详细地检查并准备麻醉过程所需药品、设备及麻醉用品。患者在接受麻醉前必须开放静脉通路并进行心电监护。

三、麻醉方法

门诊和(或)手术室外麻醉方法的选择应根据患者的具体情况及所接受的诊疗操作要求进行选择。麻醉方法既要安全、有效,又能使患者能较快地安全离院。门诊和(或)手术室外麻醉的麻醉方法包括:局部、神经阻滞、椎管内阻滞、全身麻醉及监测下的麻醉管理等。每一种方法均具有各自优缺点。

神经阻滞麻醉方法具有简便、快捷、安全及有效等特点。根据患者接受诊疗不同而常选择颈丛神经、臂丛神经、坐骨神经、闭孔神经等阻滞,有时可选择行区域性神经阻滞,如腕关节阻滞、踝关节阻滞及下肢阻滞等。椎管内麻醉包括硬膜外腔阻滞和蛛网膜下腔阻滞,详见第二十二章。

监测下的麻醉管理(monitored anesthesia care,MAC),指在一些局部麻醉、或无麻醉情况下,需要专业麻醉医师提供麻醉服务,监护控制患者的生命体征,并根据需要适当给予麻醉药或其他治疗,即镇静止痛和监测生命体征。这种方法不仅可解除患者在接受诊疗操作时的不适感觉,也可积极监测患者生命体征保证患者的生命安全。药物主要包括镇静和镇痛药物,前者主要有苯二氮䓬类药物(或辅以芬太尼)、异丙酚;后者主要是阿片类药物。镇静过程要注意患者呼吸监测,呼吸道管理尤为重要。常用的给药模式为间断推注、持续输注及靶控输注等方式。

近年来随着新型麻醉药物及麻醉相关设备的出现,门诊/手术室外实施全身麻醉的方式逐渐增多。全麻的气道管理方式可根据诊疗操作的特点进行选择,短小的诊疗操作可以不进行气管插管;如果操作时间较长或需要患者肌肉松弛状态,则应控制气道并进行辅助或机械通气。此时可选择喉罩和气管插管方式控制气道。麻醉药物选择也可根据诊疗操作进行选择,短小操作可单独在静脉麻醉下完成,而时间较长的操作则与手术室内的全麻类似。异丙酚、七氟烷、瑞芬太尼作为新型麻醉药代表均具有起效快、持续时间短及安全范围广等特点,故适用于门诊/手术室外麻醉。如果能对麻醉深度进行监测,根据 BIS、Entropy、Narcotren 等监测调整给药速度或浓度,将加快麻醉苏醒的速度和质量。

四、麻醉恢复

麻醉恢复是一个过程,在整个过程中均应对患者的血压、呼吸、脉搏、心电和血氧饱和度进行监测。门诊/手术室外麻醉的恢复要求比手术室内麻醉恢复室内患者恢复更彻底。任何接受过麻醉的患者离院标准可参照患者麻醉后离院评分系统(The Post - Anesthetic Discharge Scoring System,PADSS),目前临床中使用最多的是此评分系统的修订版(Modified Post - Anesthetic Discharge Scoring System),见表 12-1。此评分系统包括 5 个方面:①生命体征指血压、心率、呼吸频率及体温;②行动能力及精神状态;③恶心呕吐;④疼痛;⑤诊疗区域出血。一般来说上述 5 个方面评分总和需达到 9 分以上才能允许患者离院。对于接受区域神经阻滞和椎管内麻醉患者除上述要求外,尚需观察阻滞恢复情况决定,一般来说是要求患者麻醉后除运动和感觉功能恢复外最重要本体感觉恢复。对于疼痛难忍,口服药不能缓解;不能自行排尿或排尿困难;诊疗区域出血尚需观察者应在恢复室内延期观察或行隔夜观察,确保患者安全。

麻醉医师在完成门诊/手术室外麻醉后对离院患者及家属要进行麻醉后教育或行口头或书面医嘱,使之理解并签署离院知情同意书。这方面内容主要包括:①以书面形式介绍患者接受诊疗操作和麻醉的全过程,包括意外情况和相应处理及麻醉方法和用药情况;②患者麻醉恢复离院后 1~2 小时之内不能独自一人活动,任何形式的活动均需有人其陪伴;③患者在离院后 24 小时内不能行驾驶、高空及复杂精密工作;④患者在诊疗后可能会有恶心、呕吐、疼痛、疲倦等不适情况,如果 24 小时后上述情况有所加重或有任何意外情况均应及时与主诊医师联系或到就近医院进行就诊。

表 12-1　患者麻醉后离院评分系统修订版

生命体征

　　2=术前相差 20%以内

　　1=20%~40%

　　0=超过 40%

行动能力

　　2=步态平稳且无头晕

　　1=需扶助行走

　　0=不能行走或头晕

恶心呕吐

　　2=轻微

疼痛

　　2=轻微

　　1=中度

　　0=剧烈

诊疗区域出血

　　2=轻微

　　1=中度

　　0=剧烈

第二节　常见门诊和手术室外诊疗操作的麻醉

一、内镜检查及治疗麻醉

无痛苦内镜技术的发展是现代医学进步的重要方面,与传统胃肠镜检查相比,无痛胃内镜诊疗技术优点是:在诊疗全过程中由麻醉医师对患者生命体征进行监测保证诊疗的安全性;麻醉能消除因内镜操作带来的各种不适的痛苦感觉,缓解患者的恐惧心理。

(一)胃镜

(1)诊疗前应至少禁食 6 小时以上,如患者有胃排空延迟或幽门梗阻,禁食时间应延长或放置胃管进行减压。

(2)诊疗前应进行开放静脉通路,并适量补液。

(3)麻醉方法采用监测下的麻醉管理(MAC)方法,MAC 可选择咪达唑仑和异丙酚,辅用阿片类药物(如芬太尼)。先静脉注射咪达唑仑为 0.02~0.05 mg/kg、芬太尼 0.5~1 μg/kg,等患者精神安定后静脉注射异丙酚负荷量 1~1.5 mg/kg;静脉输注异丙酚进行维持,维持剂量为:1~3 mg/(kg·h)。

(4)诊疗结束后转入麻醉后恢复室进行恢复。

(5)主要并发症有:①呼吸抑制。出现呼吸抑制时应暂停操作及减缓给药速度,予面罩给氧。如果出现气道梗阻时应手法开放气道,并置入口/鼻咽通气道或喉罩,必要时进行气管内插管。②反流误吸。即行气管插管,插管后对肺用生理盐水进行灌洗、并彻底吸引,同时予以静脉注射地塞米松 10 mg 或氢化可的松 100 mg;必要时按急性呼吸窘迫综合征进行治疗。③心脏骤停。即行 CPR,复苏后行进一步生命支持。

(二)纤维支气管镜

(1)诊治前禁食原则同胃镜诊疗前的禁食原则;术前应注意患者是否有气道高反应性疾病,及有效的防治措施。

(2)诊疗前开放静脉通路,并适量补液。

(3)麻醉方法可根据患者情况选用监测下的麻醉管理(MAC)和全麻等方法。MAC 具体方法同胃镜诊疗。全麻方法同手术室内方法,气道管理可选择喉罩或气管插管等方式,根据患者情况尽可能选择大口径的气管导管,以降低诊疗过程中的气道阻力。诊疗过程中注意呼吸功能监测。

(4)诊疗结束后转入麻醉后恢复室进行恢复。

(5)主要并发症:①呼吸道梗阻。诊疗过程中最常见为喉、支气管痉挛,一旦出现即应停止纤维支气管操作,并使用支气管扩张剂、激素,必要时行气管内插管。对于有气道高反应性病史患者,检查前可以预防性应用药物进行防治。诊疗后的气道梗阻可能原因有:气道黏膜水肿及出血、分泌物潴留,故应加强监测,并应及时吸引气道内的残留物。如有必要予以激素缓解气道水肿情况。②心律失常。在纤维支气管镜操作过程中容易各种心律失常,麻醉医师应注意监测并及时做出处理。在诊疗过程中出现的心律失常很可能是由呼吸抑制引发,故应加强患者呼吸功能监测。

二、放射学诊疗的麻醉

众多放射学诊疗项目需要麻醉支持,主要包括 CT、MRI 检查及一些介入检查和治疗项目。由于进行这些项目的诊疗操作具有放射线影响作用,故麻醉医师与患者的空间距离相对较远,可通过闭路电视对放射诊疗室内的患者进行监测和沟通。放射学诊疗室的麻醉过程中必须加强对患者的监测。

(一)CT 检查的麻醉

(1)诊疗前应进行禁食,麻醉前开放静脉通路。

(2)麻醉监测应当进行标准的心电监测(心电图、血氧饱和度、血压)和气体监测。如果患者在镇静时鼻孔旁置放气体监测采样管,此时虽不能精确测定实际呼气末二氧化碳($ETCO_2$)浓度,但根据动态变化有助于监测患者的通气情况。

(3)由于接受 CT 检查时常要求患者保持不动 20～40 分钟,故麻醉方法可选用麻醉管理(MAC)和全麻的方法,MAC 方法同胃镜检查。全麻常用于婴幼儿和一些不合作的成人(主要指智力障碍者或定向力受损者)。全麻可以选择喉罩或气管插管方式管理气道,麻醉药物可以选择异丙酚或七氟烷等起效快、作用时间短、苏醒快等药物。根据患者情况决定是否使用肌肉松弛药。

(4)麻醉结束后根据常规进行麻醉恢复。

(5)需注意事项:①不自主运动,常由镇静或麻醉深度不够所致。另外,单独使用氯胺酮或依托咪酯等药物进行镇静时会出现不自主运动。②呼吸抑制,CT检查客观上要求患者不动故镇静深度相对较深所致,故所有患者均予鼻导管吸氧。③疑有颅内高压的患者慎用深度镇静,因呼吸抑制可加重患者的颅高压。操作期间由于对位和扫描仪机架移动可引起麻醉环路的扭曲或脱开,故应加强监测。

(二)MRI 检查

1.麻醉前

麻醉前应再次确认患者体内应该无含有铁磁性的生物装置或其他物品,这些物品在诊疗过程中有可能发生移位和功能异常,包括弹片、加强气管导管、置入式自动心脏除颤仪以及置入式生物泵。体内安装起搏器、动脉瘤夹闭金属夹、血管内有金属丝和宫内金属节育环等也必须在麻醉前予以告知。电子监护仪会受磁场干扰,使用前必须确认所使用的监护设备适用于 MRI 室。

2.麻醉方法

麻醉方法同 CT 检查的麻醉方法,但镇静或全麻都应在远离磁场影响的 MRI 室外进行诱导。如在 MRI 室内进行诱导时喉镜应使用锂电池和铝垫片。

3.麻醉后

麻醉结束后根据常规进行麻醉恢复。

4.注意事项

(1)应用喉罩管理气道时,因其导向活瓣中的金属弹簧会影响图像质量。

(2)由于磁场持续存在,应选用特制消磁的麻醉及辅助设备,如非铁性金属特制的麻醉机及输液泵等。

(3)目前监测设备并不能做到完全消磁处理,只要用长电线连接到远离磁场的地方即可使用。应尽可能将电线拉直避免卷曲电线产生电流,以最大限度减少燃烧的危险和干扰。由于 ECG 导联线穿过动态磁场和产生电容耦合电流造成信号失真;由氧监测仪探头和导线散射出的射频波也可损坏图像的质量;自动血压计管道延长可使读数低于测得的真实值;同样采用延长的采样管行呼气末气体监测也有时间延迟问题。

(三)神经系统放射介入诊疗

(1)诊疗前应确认患者是否有造影剂使用的禁忌证;常规禁食,麻醉前开放静脉通路;必要时留置导尿;常规心电监测和呼气末气体监测,建议行动脉连续测压。

(2)麻醉方法可选用 MAC 或全麻,具体根据患者情况进行选择。麻醉药物应选择异丙酚、七氟烷或地氟烷等起效快、作用时间短及苏醒质量好的药物,以便能诊疗后短时间内对患者进行神经学检查。

(3)麻醉结束后根据常规进行麻醉恢复。

(4)需注意事项:①在介入诊疗过程中常使用造影剂,造影剂可引起多种不良反应,除了毒性作用和过敏反应等不良反应外还可造成肾功能不全。②在神经系统介入诊疗后常会出现一些神经并发症,故麻醉前麻醉医师应充分评价患者神经系统功能状况,并做好相应的防治措施。

(四)心血管系统放射介入诊疗

(1)麻醉前应具体评价患者心脏病变及功能状态,需常规准备一些心血管活性及复苏药物、电除颤器和起搏器等设备。诊疗过程中应监测多导心电图及呼吸功能。

（2）麻醉方法可选用全麻和MAC，诊疗过程中容易出现心律失常、房室传导阻滞及心肌缺血等心血管事件。麻醉深度应当合适，维持呼吸功能和循环功能平稳；加强监护，及时防治出现的各种心血管事件。

（3）麻醉结束后根据常规进行麻醉恢复，特别注意心脏功能状态。

（4）注意事项：①心导管检查出现的心律失常与导管位置有关，改变导管位置后心律失常常可消失；其他并发症还有导管造成心腔或大血管穿孔、血管断裂或血肿形成以及栓塞等。②经皮腔内冠状动脉成形术（PTCA）过程中，当球囊扩张时会发生短暂的冠状动脉阻塞，患者可能会出现心绞痛和心律失常，可用硝酸甘油进行治疗。此类患者常会出现室性心律失常。其他并发症还有冠状动脉闭塞、心包内出血和心包填塞等。③球囊瓣膜成形术过程中可能会出现严重低血压，常需要使用正性肌力药维持。其他可能会出现心律失常、瓣膜功能不全等并发症。④心脏电生理检查和异常传导通路导管消融术在治疗前不宜使用抗心律失常药。消融时出现室上性心动过速，若不能通过导管超速抑制终止，可考虑电复律。

参 考 文 献

[1] 孙增勤,沈七襄.麻醉失误与防范[M].郑州:河南科学技术出版社,2020.

[2] 张家光.疼痛治疗与麻醉应用[M].北京:中国纺织出版社,2020.

[3] 左明章.麻醉科诊疗常规[M].北京:中国医药科技出版社,2020.

[4] 徐铭军,刘志强,宋兴荣.妇产科麻醉典型病例分析[M].北京:科学技术文献出版社,2020.

[5] 李景花.麻醉学理论基础与临床应用[M].北京:科学技术文献出版社,2020.

[6] 余奇劲,肖兴鹏.围术期麻醉相关生命质量调控策略[M].北京:中国科学技术出版社,2020.

[7] 刘鹏.临床麻醉实践与研究[M].哈尔滨:黑龙江科学技术出版社,2020.

[8] 种朋贵.现代临床麻醉学[M].昆明:云南科技出版社,2020.

[9] 吕海.现代临床麻醉与疼痛治疗学[M].天津:天津科学技术出版社.2020.

[10] 冯斌.麻醉学新进展[M].天津:天津科学技术出版社,2020.

[11] 王庆东.麻醉科临床精要[M].长春:吉林科学技术出版社,2020.

[12] 叶建荣.临床麻醉技术与应用[M].北京:科学技术文献出版社,2020.

[13] 刘迎春.麻醉复苏与疼痛治疗[M].南昌:江西科学技术出版社,2020.

[14] 董学义.当代麻醉学[M].长春:吉林科学技术出版社,2020.

[15] 王丽娟.实用临床麻醉技术[M].哈尔滨:黑龙江科学技术出版社,2020.

[16] 唐松江,李仕梅,李曦.麻醉学新进展[M].北京:中医古籍出版社,2020.

[17] 胡凯.现代临床麻醉技术[M].北京:科学技术文献出版社,2020.

[18] 张学春.麻醉技术与临床实践[M].北京:中国纺织出版社,2020.

[19] 李圣平.实用麻醉技术及应用[M].天津:天津科学技术出版社,2020.

[20] 魏胜泰.临床麻醉与疼痛治疗实践[M].长春:吉林科学技术出版社,2020.

[21] 马友田.现代麻醉技术与临床应用[M].长春:吉林科学技术出版社,2020.

[22] 陈丽荣.临床麻醉与疼痛治疗学[M].南昌:江西科学技术出版社,2020.

[23] 王欣.外科危重病手术麻醉[M].北京:科学技术文献出版社,2020.

[24] 李玉梅.实用麻醉学[M].北京:科学出版社,2020.

[25] 李朝阳,左明章.麻醉危机管理[M].北京:人民卫生出版社,2020.

[26] 胡媛媛.麻醉基础理论与临床实践[M].北京:科学技术文献出版社,2020.

[27] 徐鹏.临床疼痛与麻醉治疗学[M].长春:吉林科学技术出版社,2020.

[28] 陈齐.实用临床麻醉新技术[M].开封:河南大学出版社,2020.

[29] 宋际明.现代临床麻醉新进展[M].南昌:江西科学技术出版社,2020.

[30] 孙德峰.实用临床麻醉理论与实践[M].沈阳:辽宁科学技术出版社,2020.

[31] 王传光.实用麻醉学诊疗手册[M].天津:天津科学技术出版社,2020.

[32] 卢丙刚.外科疾病临床诊疗与麻醉[M].北京:科学技术文献出版社,2020.

[33] 孙立尧.现代医学麻醉与疼痛治疗精要[M].福州:福建科学技术出版社,2020.

[34] 陈齐.实用临床麻醉新技术[M].开封:河南大学出版社,2020.

[35] 俞卫锋.小儿麻醉任重道远[J].临床麻醉学杂志,2021,37(4):341-342.

[36] 王丹.产科麻醉临床指南[J].医药界,2019,2(14):0036-0037.

[37] 王洪静.手术室麻醉药品管理模式的探讨[J].中国医药指南,2019,17(13):112-113.

[38] 王瑷.电针复合全身麻醉用于甲状腺手术的麻醉效果[J].临床医学研究与实践,2020,5(16):71-73.

[39] 王寨兴.麻醉药物会有副作用吗[J].世界最新医学信息文摘,2020,32(51):236-236,238.